Crockpot-Kochbuch
für Einsteiger 2023

Einfache Rezepte, Die Man Selbst Machen Kann
Für Einfache & Köstliche Slow Cooking Mahlzeiten

Avail Stantly

INHALT

Einführung

Wenn Sie an einem kalten Winterabend die Haustür öffnen und der verlockende Duft von Fleischeintopf oder Hühnersuppe aus dem Kochtopf in der Küche strömt, werden Ihre Träume vom Abendessen wahr. Aber nicht nur im Winter ist der Crock-Pot die richtige Zeit zum Kochen, auch im Sommer kann man mit diesem kleinen Gerät die zusätzliche Hitze des geheizten Ofens vermeiden. Zu jeder Jahreszeit kann der Kochtopf das Leben ein wenig bequemer machen, weil man sich die Zeit einteilen kann. Außerdem ist er wirtschaftlicher als ein Elektroherd.

WAS IST EIN CROCK-POT?

Ein Slow Cooker oder Crock Pot ist ein elektrisches Gerät zum langsamen Garen bei Temperaturen von 168° F bis 284° F. Niedrige Temperaturen und lange Garzeiten ermöglichen die Verwendung von billigeren Fleischstücken zum Schmoren.

WIE FUNKTIONIERT EIN CROCKPOT?

Viele Kochtopf-Modelle haben eine keramische Innenauskleidung, und die Heizelemente befinden sich an den Wänden des Topfes, so dass das gesamte Volumen der zu kochenden Speisen erhitzt wird. Außerdem gibt es zwei Wärmeregulierungen - niedrig und hoch.

PFLEGE DES CROCKPOT

- Eine längere Garzeit ermöglicht eine bessere Entwicklung und Vermischung der Aromen der Lebensmittel.

- Niedrige Temperaturen verringern die Gefahr des Anbrennens am Pfannenboden.

- Er macht den Ofen frei für viele andere Gerichte und eignet sich gut für große Feste und festliche Mahlzeiten.

- Außerdem haben Sie so mehr Zeit für die Zubereitung anderer Gerichte.

TIPPS UND TRICKS ZUR VERWENDUNG EINES KOCHTOPFS

- Für einen gleichmäßigeren Prozess sollten Sie die Produkte immer in kleine Stücke schneiden.

- Füllen Sie den Kochtopf mit ½ bis ⅔ seines Volumens. Gemüse wird langsamer zubereitet als Fleisch und Geflügel, also zuerst das Gemüse auf dem Boden und an den Wänden des Topfes verteilen. Dann das Fleisch einlegen und den flüssigen Inhalt - Brühe, Wasser oder die gewünschte Soße - dazugeben. Öffnen Sie den Deckel nicht häufig: nur, um den Garvorgang zu unterbrechen oder den Gargrad zu prüfen und gelegentlich Zutaten hinzuzufügen.

- Wenn Sie jedoch vorhaben, den Topf einen ganzen Tag lang stehen zu lassen, sollten Sie den Modus auf "Niedrig" stellen.

- Die Zeitschaltuhr am Kochtopf ermöglicht es Ihnen, die Zubereitung des Gerichts abzuschließen, auch wenn Sie abwesend sind, aber Sie sollten daran denken, dass die Speisen nach dem Kochen nicht länger als zwei Stunden im Kochtopf bleiben sollten, und Geflügelgerichte nicht länger als eine Stunde. Es wird nicht empfohlen, den Kochtopf zum Aufwärmen von Speisen zu verwenden.

- Versuchen Sie, während des Kochens nicht zu würzen, da sich der Geschmack im Kochtopf erst während des Kochens entwickelt. Alle Gewürze - Salz, Pfeffer, Gewürze, Kräuter - sollten erst gegen Ende der Garzeit zugegeben werden:

HÄHNCHEN-REZEPTE

SOJAGESCHMORTES HÄIINCHEN.

ZUTATEN: für **Portionen:** 6

6 Hähnchenschenkel

2 Knoblauchzehen, gehackt.

1/4 Tasse Apfelwein

1/4 Tasse Sojasauce

2 Schalotten, in Scheiben geschnitten.

1 Lorbeerblatt

1 Esslöffel brauner Zucker

1/2 Teelöffel Cayennepfeffer

Mit Salz und Pfeffer abschmecken.

Gekochter weißer Reis zum Servieren

RICHTLINIE: und **fertig in ca:** 3 Std. 15 Minuten.

Das Hähnchen, die Schalotten, die Knoblauchzehen, den Apfelwein, die Sojasauce, die Blätter, den braunen Zucker und den Cayennepfeffer in den Kochtopf geben.

Bei Bedarf mit Salz und Pfeffer abschmecken und 3 Stunden auf höchster Stufe kochen. Das Huhn warm servieren.

HÄHNCHEN-SCHWARZER-OLIVEN-EINTOPF.

ZUTATEN: für **Portionen:** 6

6 Hähnchenschenkel

1 Dose (28 Unzen) gewürfelte Tomaten

1/2 Tasse Tomatensauce

1/4 Tasse trockener Weißwein

1/2 Tasse entsteinte schwarze Oliven

1/2 Tasse entsteinte Kalamata-Oliven

2 Esslöffel Olivenöl

4 Knoblauchzehen, gehackt.

1 Schalotte, gewürfelt.

2 Esslöffel Tomatenmark

1/4 Teelöffel Chilipulver

Mit Salz und Pfeffer abschmecken.

RICHTLINIE: und **fertig in ca:** 6 Std. 15 Minuten.

Kombinieren Sie alle Zutaten in Ihrem Kochtopf und schmecken Sie sie mit Salz und Pfeffer ab.

Auf niedriger Stufe 6 Stunden lang kochen. Das Gericht wird am besten warm serviert.

HÄHNCHEN MIT PARMESAN.

ZUTATEN: für **Portionen:** 4

4 Hühnerbrüste

1/2 Tasse Hühnerbrühe

1½ Tassen geriebener Parmesan

1/2 Teelöffel Kreuzkümmelpulver

1/4 Teelöffel Chilipulver

1 Teelöffel getrockneter Thymian

Mit Salz und Pfeffer abschmecken.

RICHTLINIE: und **fertig in ca:** 6 Std. 15 Minuten.

Würzen Sie das Huhn mit Salz, Pfeffer, Kreuzkümmel, Chilipulver und Thymian und geben Sie es in den Kochtopf.

Die Brühe ebenfalls in den Topf geben und das Huhn mit geriebenem Käse bestreuen.

Auf niedriger Stufe 6 Stunden lang kochen. Das Huhn warm servieren.

GESCHMORTES HÄHNCHEN IN APFELWEIN.

ZUTATEN: für **Portionen:** 8

1 ganzes Huhn, in kleinere Stücke geschnitten

1½ Tassen Apfelwein

1 Teelöffel getrockneter Thymian

1 Teelöffel getrockneter Oregano

1 Teelöffel Kreuzkümmelpulver

Mit Salz und Pfeffer abschmecken.

RICHTLINIE: und **fertig in ca:** 8 Std. 15 Minuten.

Würzen Sie das Huhn mit Salz, Thymian, Oregano und Kreuzkümmel und geben Sie es in den Kochtopf.

Den Apfelwein hinzufügen und 8 Stunden lang auf niedriger Stufe kochen. Servieren Sie das Huhn warm mit Ihrer Lieblingsbeilage.

GESCHMORTES FENCHEL-HUHN.

ZUTATEN: für Portionen: 4

4 Hühnerbrüste

2 Möhren, in Scheiben geschnitten.

2 Orangen, entsaftet

1 Lorbeerblatt

1½ Tassen Hühnerbrühe

1 Fenchelknolle, in Scheiben geschnitten.

1 süße Zwiebel, in Scheiben geschnitten.

Mit Salz und Pfeffer abschmecken.

RICHTLINIE: und fertig in ca: 6 Std. 15 Minuten.

Kombinieren Sie alle Zutaten in Ihrem Kochtopf.

Mit Salz und Pfeffer abschmecken und auf niedriger Stufe 6 Stunden kochen. Das Huhn warm servieren.

CASSOULET VOM WEIßEN HUHN.

ZUTATEN: für Portionen: 8

4 Hühnerbrüste, gewürfelt.

2 Dosen (je 15 Unzen) weiße Bohnen, abgetropft.

1 große Zwiebel, gewürfelt.

2 Knoblauchzehen, gehackt.

1/4 Tasse trockener Weißwein

2 Stangen Staudensellerie, in Scheiben geschnitten.

2 Möhren, in Scheiben geschnitten.

1 Tasse Hühnerbrühe

2 Esslöffel Rapsöl

Mit Salz und Pfeffer abschmecken.

RICHTLINIE: und fertig in ca: 6 Std. 15 Minuten.

Das Öl in einer Pfanne erhitzen und das Hähnchen darin anbraten.

Braten Sie das Hähnchen von allen Seiten einige Minuten lang an, bis es goldbraun ist, und geben Sie es dann in den Slow Cooker.

Geben Sie die restlichen Zutaten in den Topf und schmecken Sie sie mit Salz und Pfeffer ab.

Auf niedriger Stufe 6 Stunden lang kochen. Das Cassoulet warm und frisch servieren.

GEMÜSEMISCHUNG MIT HÜHNEREINTOPF.

ZUTATEN: für **Portionen:** 8

1 Dose feuergeröstete Tomaten

8 Hühnerkeulen

1 Zwiebel, gewürfelt.

4 Knoblauchzehen, gehackt.

2 Süßkartoffeln, geschält und gewürfelt.

1 Dose (15 Unzen) Kichererbsen, abgetropft.

1 Tasse Gemüsebrühe

2 Möhren, in Scheiben geschnitten.

1 Staudensellerie, in Scheiben geschnitten.

1/2 Teelöffel Kreuzkümmelpulver

1/2 Teelöffel Chilipulver

1/2 Teelöffel getrockneter Oregano

Mit Salz und Pfeffer abschmecken.

RICHTLINIE: und **fertig in ca:** 8 Std. 15 Minuten.

Kombinieren Sie das Gemüse, die Gewürze, das Hähnchen und die Brühe in Ihrem Kochtopf.

Mit ausreichend Salz und Pfeffer würzen und 8 Stunden auf niedriger Stufe kochen. Servieren Sie den Eintopf warm und frisch.

GEBRATENES HUHN MIT KNOBLAUCHBUTTER.

ZUTATEN: für **Portionen:** 8

1 ganzes Huhn

1/2 Tasse Hühnerbrühe

6 Knoblauchzehen, gehackt.

1/4 Tasse Butter, erweicht

2 Esslöffel gehackte Petersilie

1 Teelöffel getrockneter Salbei

Mit Salz und Pfeffer abschmecken.

RICHTLINIE: und **fertig in ca:** 8 Std. 15 Minuten.

Mischen Sie die Butter, den Knoblauch, die Petersilie, den Salbei, das Salz und den Pfeffer in Ihrem Kochtopf.

Legen Sie das Hähnchen auf Ihr Arbeitsbrett und heben Sie die Haut an Brust und Schenkeln vorsichtig an und füllen Sie diese Stellen mit der Buttermischung.

Legen Sie das Huhn in den Kochtopf.

Die Brühe hinzugeben und 8 Stunden auf niedriger Stufe kochen. Servieren Sie das Huhn frisch mit Ihrer Lieblingsbeilage.

KOREANISCHES BBQ-HUHN.

ZUTATEN: für **Portionen:** 4

4 Hühnerbrüste ohne Knochen und ohne Haut

6 Knoblauchzehen, gehackt.

1/4 Tasse Sojasauce

1/2 Tasse Hühnerbrühe

1 grüne Zwiebel, gehackt.

2 Esslöffel brauner Zucker

1 Esslöffel Reisessig

1 Teelöffel Chilipaste

1 Teelöffel geriebener Ingwer

RICHTLINIE: und **fertig in ca:** 3 Std. 15 Minuten.

Mischen Sie das Hähnchen und die restlichen Zutaten in Ihrem Kochtopf.

Mit einem Deckel abdecken und auf höchster Stufe 3 Stunden kochen. Das Huhn warm und frisch servieren.

BLUMENKOHL-HÜHNCHEN-GRATIN.

ZUTATEN: für **Portionen:** 6

1 Kopf Blumenkohl, in Röschen geschnitten

1 Dose kondensierte Hühnercremesuppe

1½ Tassen geriebener Cheddar

2 Hühnerbrüste, gewürfelt.

1/2 Teelöffel Knoblauchpulver

1 Prise Cayennepfeffer

Mit Salz und Pfeffer abschmecken.

RICHTLINIE: und **fertig in ca:** 6 Std. 15 Minuten.

Blumenkohl, Hühnerfleisch, Knoblauchpulver, Cayennepfeffer, Hühnersuppe, Salz und Pfeffer in den Kochtopf geben.

Mit geriebenem Käse bestreuen und 6 Stunden auf niedriger Stufe kochen. Servieren Sie das Gratin warm und frisch.

HÄHNCHEN TIKKA MASALA.

ZUTATEN: für **Portionen:** 4

4 Hähnchenschenkel

1 Tasse Kokosnussmilch

1/2 Tasse Hühnerbrühe

2 Schalotten, gewürfelt.

4 Knoblauchzehen, gehackt.

1 Tasse gewürfelte Tomaten

1 Limette, entsaften

2 Esslöffel Tomatenmark

1 Esslöffel Garam Masala

2 Esslöffel Rapsöl

Mit Salz und Pfeffer abschmecken.

Gehackter Koriander zum Servieren

Gekochter Reis zum Servieren

RICHTLINIE: und **fertig in etwa:** 2 Std. 30 Minuten.

Das Öl in einer Pfanne erhitzen und das Hähnchenfleisch hineingeben. Von allen Seiten goldbraun anbraten, dann das Hähnchen in den Slow Cooker geben.

Die restlichen Zutaten hinzufügen und mit Salz und Pfeffer würzen.

Auf höchster Stufe 2 Stunden lang kochen. Das Tikka-Masala warm mit gehacktem Koriander über gekochtem Reis servieren.

KREOLISCHES HUHN.

ZUTATEN: für Portionen: 6

4 Hühnerbrüste, gewürfelt.

1/2 Tasse Hühnerbrühe

4 Knoblauchzehen, gehackt.

1 Jalapeno-Pfeffer, gehackt.

1 Dose feuergeröstete Tomaten

1 Staudensellerie, in Scheiben geschnitten.

2 große Zwiebeln, gewürfelt.

2 Esslöffel kreolisches Gewürz

Mit Salz und Pfeffer abschmecken.

RICHTLINIE: und fertig in ca: 8 Std. 15 Minuten.

Kombinieren Sie alle Zutaten in Ihrem Slow Cooker und passen Sie den Geschmack mit Salz und Pfeffer an.

Kochen Sie das Huhn 8 Stunden lang auf niedriger Stufe. Servieren Sie das Huhn warm mit Ihrer Lieblingsbeilage.

KÄSIGES HÄHNCHEN.

ZUTATEN: für Portionen: 2

2 Hühnerbrüste

1 Tasse geriebener Cheddar

1 Tasse Hühnercremesuppe

1/4 Teelöffel Knoblauchpulver

Mit Salz und Pfeffer abschmecken.

RICHTLINIE: und fertig in etwa: 2 Std. 15 Minuten.

Kombinieren Sie alle Zutaten in Ihrem Kochtopf.

Mit Salz und Pfeffer abschmecken und einen Deckel auflegen.

Auf höchster Stufe 2 Stunden lang kochen. Das Hähnchen warm servieren, mit reichlich Käsesauce übergießen.

HÄHNCHEN MIT SESAMGLASUR.

ZUTATEN: für Portionen: 6

6 Hähnchenschenkel

1 Esslöffel Speisestärke

2 Esslöffel Wasser

1 Esslöffel Sesamsamen

1 Esslöffel Sesamöl

2 Esslöffel Sojasauce

1 Esslöffel brauner Zucker

2 Esslöffel frischer Orangensaft

2 Esslöffel Hoisin-Sauce

1 Teelöffel geriebener Ingwer

RICHTLINIE: und **fertig in ca:** 3 Std. 15 Minuten.

Kombinieren Sie alle Zutaten in Ihrem Kochtopf.

Kochen Sie das Huhn 3 Stunden lang auf höchster Stufe. Servieren Sie das Huhn warm mit Ihrer Lieblingsbeilage.

MIT BRAUNEM ZUCKER GLASIERTES HÄHNCHEN.

ZUTATEN: für **Portionen:** 4

4 Hähnchenschenkel

1/2 Tasse Hühnerbrühe

2 Esslöffel Balsamico-Essig

1 Esslöffel Sojasauce

2 Esslöffel brauner Zucker

1 Teelöffel Kreuzkümmelpulver

1/2 Teelöffel Chilipulver

1/2 Teelöffel Knoblauchpulver

RICHTLINIE: und **fertig in ca:** 6 Std. 15 Minuten.

Braunen Zucker, Kreuzkümmel, Chili, Balsamico-Essig und Sojasauce in einer Schüssel mischen.

Verteilen Sie diese Mischung auf dem Huhn und reiben Sie sie gut in die Haut ein. Legen Sie das Huhn in den Kochtopf.

Die Brühe in den Topf geben und auf niedriger Stufe 6 Stunden kochen. Das Huhn warm servieren.

CREMIGER HÜHNEREINTOPF.

ZUTATEN: für **Portionen:** 6

3 Hühnerbrüste, gewürfelt.

1/2 Kopf Blumenkohl, in Röschen geschnitten

2 Kartoffeln, geschält und gewürfelt.

1 Tasse Gemüsebrühe

1 Dose kondensierte Hühnercremesuppe

1 Staudensellerie, in Scheiben geschnitten.

1 Schalotte, in Scheiben geschnitten.

2 Esslöffel Olivenöl

Mit Salz und Pfeffer abschmecken.

RICHTLINIE: und **fertig in ca:** 6 Std. 15 Minuten.

Das Öl in einer Pfanne erhitzen und das Hähnchen hineingeben. Einige Minuten lang braten, bis es auf allen Seiten goldbraun ist.

Das Huhn in den Kochtopf geben.

Die restlichen Zutaten hinzufügen und mit Salz und Pfeffer würzen.

Den Eintopf auf niedriger Stufe 6 Stunden lang kochen. Servieren Sie den Eintopf warm und frisch.

THAILÄNDISCHES HUHN.

ZUTATEN: für **Portionen:** 4

2 Hühnerbrüste, in dünne Streifen geschnitten

1/4 Tasse glatte Erdnussbutter

1 Esslöffel Limettensaft

2 Esslöffel Sojasauce

1 Esslöffel scharfe Sauce

1 Teelöffel Honig

RICHTLINIE: und **fertig in etwa:** 2 Std. 15 Minuten.

Kombinieren Sie alle Zutaten in Ihrem Kochtopf.

Das Huhn 2 Stunden lang auf höchster Stufe kochen. Servieren Sie das Huhn warm und frisch.

HÄHNCHEN MIT TOMATENSOJA-GLASUR.

ZUTATEN: für **Portionen**: 8

8 Hähnchenschenkel

1/2 Tasse Sojasauce

1/2 Tasse Tomatensauce

2 Esslöffel brauner Zucker

1 Teelöffel Chilipulver

RICHTLINIE: und **fertig in ca**: 8 Std. 15 Minuten.

Kombinieren Sie alle Zutaten in Ihrem Kochtopf. Das Huhn 8 Stunden lang auf niedriger Stufe kochen.

Das Hähnchen warm und frisch servieren.

HÜHNCHEN STROGANOFF.

ZUTATEN: für **Portionen:** 6

3 Hühnerbrüste, gewürfelt.

1 Becher Frischkäse

2 Stangen Staudensellerie, in Scheiben geschnitten.

2 Schalotten, gewürfelt.

2 Knoblauchzehen, gehackt.

2 Tassen geschnittene Champignons

1 Tasse Gemüsebrühe

2 Esslöffel Butter

1 Teelöffel getrocknete italienische Kräuter

Mit Salz und Pfeffer abschmecken.

Gekochte Nudeln Ihrer Wahl zum Servieren

RICHTLINIE: und **fertig in ca**: 6 Std. 15 Minuten.

Die Butter in einer Pfanne schmelzen lassen und das Hähnchenfleisch dazugeben. Von allen Seiten goldbraun braten und dann in den Kochtopf geben.

Die restlichen Zutaten hinzufügen und mit Salz und Pfeffer würzen.

Auf niedriger Stufe 6 Stunden lang kochen. Das Stroganoff schmeckt am besten warm über gekochte Nudeln Ihrer Wahl.

GEZOGENES HÄHNCHEN.

ZUTATEN: für Portionen: 8

4 Hühnerbrüste

1 Tasse Apfelwein

1 Tasse BBQ-Sauce

2 große süße Zwiebeln, in Scheiben geschnitten.

1 Teelöffel geriebener Ingwer

Mit Salz und Pfeffer abschmecken.

RICHTLINIE: und fertig in ca: 8 Std. 15 Minuten.

Kombinieren Sie alle Zutaten in Ihrem Kochtopf und passen Sie den Geschmack mit Salz und Pfeffer an.

Auf niedriger Stufe 8 Stunden lang kochen.

Wenn das Huhn fertig ist, mit zwei Gabeln in feine Fäden zerteilen. Das Hähnchen warm servieren.

RINDFLEISCH-REZEPTE

KOREANISCHER RINDFLEISCHEINTOPF.

ZUTATEN: für **Portionen:** 6

1 Pfund Rinderbraten, gewürfelt.

1 Pfund Baby-Möhren

1 große Zwiebel, gewürfelt.

4 Knoblauchzehen, gehackt.

1 Tasse gewürfelte Tomaten

1/2 Tasse Tomatensaft

2 Esslöffel Rapsöl

1 Esslöffel brauner Zucker

3 Esslöffel Sojasauce

1 Teelöffel Sesamöl

1 Teelöffel scharfe Sauce

Mit Salz und Pfeffer abschmecken.

Gekochter Reis zum Servieren

RICHTLINIE: und **fertig in ca:** 8 Std. 15 Minuten.

Das Rapsöl in einer Pfanne erhitzen und den Rinderbraten hineingeben.

Braten Sie das Fleisch einige Minuten lang von allen Seiten an, bis es goldbraun ist, und geben Sie es dann in den Slow Cooker.

Die restlichen Zutaten in den Topf geben und mit Salz und Pfeffer würzen.

Mit einem Deckel abdecken und auf niedriger Stufe 8 Stunden kochen. Servieren Sie den Eintopf warm und frisch.

RINDERBRATEN MIT GEMÜSE UND MEERRETTICH.

ZUTATEN: für **Portionen:** 8

4-lbs. Rinderbraten, von Fett befreit

4 große Kartoffeln, geschält und halbiert

2 große Karotten, in Scheiben geschnitten.

2 Tassen geschnittene Champignons

2 Tassen Zuckererbsen

1 Tasse Rinderbrühe

1 Tasse Wasser

2 Zwiebeln, geviertelt

1 Sellerieknolle, geschält und gewürfelt.

Mit Salz und Pfeffer abschmecken.

1/4 Tasse zubereiteter Meerrettich zum Servieren

RICHTLINIE: und **fertig in ca:** 6 Std. 30 Minuten.

Mischen Sie alle Zutaten in Ihrem Kochtopf und schmecken Sie sie mit Salz und Pfeffer ab.

Auf niedriger Stufe 6 Stunden lang kochen. Nach dem Garen den Braten warm mit dem vorbereiteten Meerrettich als Soße servieren.

SAUTIERTE KOHLRÜBENFÜßE.

ZUTATEN: für **Portionen:** 6

1 1/2 Pfund Rinderbraten, in dünne Streifen geschnitten

2 Bunde Mangold, zerkleinert

1/4 Tasse Rinderbrühe

2 Esslöffel Rapsöl

1 Esslöffel Allzweckmehl.

1/2 Teelöffel Kreuzkümmelpulver

Mit Salz und Pfeffer abschmecken.

RICHTLINIE: und **fertig in ca:** 3 Std. 15 Minuten.

Das Rindfleisch mit Salz und Pfeffer würzen und mit Mehl und Kreuzkümmel bestreuen.

Das Öl in einer Pfanne erhitzen und den Rinderbraten hinzufügen.

Einige Minuten von allen Seiten garen, dann in den Kochtopf geben.

Die restlichen Zutaten hinzufügen und einen Deckel auflegen.

Auf höchster Stufe 3 Stunden lang kochen. Servieren Sie das Gericht warm und frisch.

ITALIENISCHE RINDFLEISCH-SPAGHETTI-SOßE.

ZUTATEN: für **Portionen:** 10

1/2 Pfund Champignons, fein gehackt

1 Dose feuergeröstete Tomaten

3 Pfund Rinderhackfleisch

6 Knoblauchzehen, gehackt.

2 süße Zwiebeln, fein gewürfelt

1 Esslöffel Balsamico-Essig

3 Esslöffel Rapsöl

2 Esslöffel Tomatenmark

1 Teelöffel getrocknetes Basilikum

1 Teelöffel Chilipulver

1 Teelöffel getrockneter Oregano

Mit Salz und Pfeffer abschmecken.

RICHTLINIE: und **fertig in ca:** 8 Std. 30 Minuten.

Das Öl in einer Pfanne erhitzen und das Rindfleisch darin anbraten.

Einige Minuten auf kleiner Flamme kochen, dabei häufig umrühren, dann das Rindfleisch in den Kochtopf geben.

Knoblauch, Zwiebeln, Champignons, Tomaten, Chilipulver, Tomatenmark, Basilikum, Oregano, Balsamicoessig, Salz und Pfeffer hinzufügen.

Mit einem Deckel abdecken und auf niedriger Stufe 8 Stunden lang kochen.

Servieren Sie die Soße warm und frisch oder frieren Sie sie in einzelnen Portionen ein, um sie später zu servieren.

RINDERGULASCH MIT KNOLLENBLÄTTERPILZEN.

ZUTATEN: für **Portionen:** 6

2 Pfund Rinderbraten, gewürfelt.

1 Pfund Champignons

1 Sellerieknolle, geschält und gewürfelt.

1 Dose feuergeröstete Tomaten

1 Esslöffel Allzweckmehl.

2 Möhren, gewürfelt

1 Tasse Rinderbrühe

2 Lorbeerblätter

2 Esslöffel Rapsöl

1 rote Chilischote, gehackt.

Mit Salz und Pfeffer abschmecken.

RICHTLINIE: und **fertig in ca:** 6 Std. 30 Minuten.

Das Rindfleisch mit Salz und Pfeffer würzen und mit Mehl bestreuen.

Das Öl in einer Pfanne erhitzen und das Rindfleisch hinzufügen. Einige Minuten braten, bis es goldbraun ist, dann in den Slow Cooker geben.

Die restlichen Zutaten hinzufügen und mit Salz und Pfeffer abschmecken.

Zugedeckt 6 Stunden lang auf niedriger Stufe kochen. Den Eintopf warm oder gekühlt servieren.

BBQ BEEF BRISKET.

ZUTATEN: für **Portionen:** 8

4-lbs. Rinderbrust

1/4 Tasse Apfelessig

1/2 Tasse Rinderbrühe

1 Tasse Ketchup

1 Esslöffel Worcestershire-Sauce

2 Esslöffel Sojasauce

2 Esslöffel brauner Zucker

1 Teelöffel Kreuzkümmelpulver

1 Teelöffel geräucherter Paprika

1 Teelöffel Chilipulver

1 Teelöffel Selleriesamen

1 Teelöffel Salz

RICHTLINIE: und **fertig in ca:** 6 Std. 15 Minuten.

Zucker, Kreuzkümmelpulver, Paprika, Chilipulver, Selleriesamen und Salz in einer Schüssel mischen. Die Mischung auf dem Bruststück verteilen und das Fleisch damit gut einreiben.

Essig, Brühe, Ketchup, Worcestershire-Soße und Sojasoße in den Kochtopf geben.

Das Rindfleisch hinzufügen und 6 Stunden lang auf niedriger Stufe kochen. Die Rinderbrust in Scheiben geschnitten und warm servieren.

PEPPERONCINI-RINDEREINTOPF.

ZUTATEN: für **Portionen:** 8

2 Pfund Rinderbraten, gewürfelt.

1 Dose feuergeröstete Tomaten

1 große Zwiebel, fein gehackt

1 Stange Staudensellerie, gewürfelt

4 rote Paprikaschoten, entkernt und in Scheiben geschnitten

2 Esslöffel Rapsöl

6 Knoblauchzehen, gehackt.

1 Glas Peperoncini

1 Lorbeerblatt

Mit Salz und Pfeffer abschmecken.

RICHTLINIE: und **fertig in ca:** 7 Std. 15 Minuten.

Das Rapsöl in einer Pfanne erhitzen und den Rinderbraten hinzufügen. Von allen Seiten goldbraun braten und dann in den Kochtopf geben.

Die restlichen Zutaten in den Kochtopf geben.

Mit Salz und Pfeffer abschmecken und 7 Stunden auf niedriger Stufe kochen. Servieren Sie den Eintopf warm und frisch.

RINDFLEISCH-CURRY-EINTOPF.

ZUTATEN: für **Portionen:** 6

2 Pfund Rinderbraten, gewürfelt.

1 Tasse Rinderbrühe

1 Tasse gewürfelte Tomaten

1 Tasse grüne Erbsen

2 Knoblauchzehen, gehackt.

1 süße Zwiebel, gewürfelt.

1 Lorbeerblatt

1 Stängel Zitronengras, zerkleinert

1 Jalapeno-Pfeffer, gehackt.

1 Esslöffel Currypulver

2 Esslöffel Rapsöl

1 Teelöffel geriebener Ingwer

Mit Salz und Pfeffer abschmecken.

Gehackter Koriander zum Servieren

RICHTLINIE: und **fertig in ca:** 7 Std. 15 Minuten.

Das Öl in einer Pfanne erhitzen und das Rindfleisch hinzufügen. 5 Minuten braten, bis es goldbraun ist, dann in den Kochtopf geben.

Das Fleisch in den Kochtopf geben und die restlichen Zutaten unterrühren.

Mit Salz und Pfeffer abschmecken und den Eintopf auf niedriger Stufe 7 Stunden lang kochen. Den Eintopf warm und frisch servieren und mit gehacktem Koriander garnieren.

COWBOY-RINDFLEISCH.

ZUTATEN: für **Portionen: 6**

2½-lbs. Rinderlendenbraten

1 Dose (15 Unzen) rote Bohnen, abgetropft.

1 Tasse BBQ-Sauce

6 Scheiben Speck, gewürfelt.

2 Zwiebeln, in Scheiben geschnitten.

4 Knoblauchzehen, gehackt.

1 Teelöffel Chilipulver

Mit Salz und Pfeffer abschmecken.

Krautsalat zum Servieren

RICHTLINIE: und **fertig in ca:** 6 Std. 15 Minuten.

Rinderfilet, Speck, Zwiebeln, Knoblauch, rote Bohnen, BBQ-Sauce, Chilipulver, Salz und Pfeffer mischen und mit einem Deckel abdecken.

Auf niedriger Stufe 6 Stunden lang kochen. Servieren Sie das Rindfleisch warm und frisch, mit frischem Krautsalat.

GEFÜLLTE PAPRIKASCHOTEN MIT RINDFLEISCH UND REIS.

ZUTATEN: für **Portionen: 6**

1 Pfund Rinderhackfleisch

2 große Zwiebeln, fein gewürfelt

2 Knoblauchzehen, gehackt.

1 Ei

6 rote Paprikaschoten

1 Tasse weißer Reis

2 Esslöffel gehackte Petersilie

1 Esslöffel gehackter Dill

Mit Salz und Pfeffer abschmecken.

1½ Tassen Rinderbrühe

1 Zitrone, entsaftet

RICHTLINIE: und **fertig in ca:** 6 Std. 30 Minuten.

Rindfleisch, Knoblauch, Zwiebeln, Ei, Reis, Petersilie und Dill in einer Schüssel vermengen. Mit Salz und Pfeffer abschmecken.

Schneiden Sie die Paprikaschoten vorsichtig oben auf und füllen Sie sie mit der Rindfleisch-Reis-Mischung.

Die Paprikaschoten in den Kochtopf geben und die Brühe und den Zitronensaft hinzufügen.

Abdecken und auf niedriger Stufe 6 Stunden kochen. Die Paprika warm und frisch servieren oder später wieder aufwärmen.

RINDERBRATEN MIT SCHALOTTEN UND KARTOFFELN.

ZUTATEN: für **Portionen:** 6

1 1/2 Pfund Rinderhackfleisch

1 1/2 Pfund Kartoffeln, geschält und halbiert

1 Tasse Rinderbrühe

1/2 Tasse Weißwein

1 Thymianzweig

1 Zweig Rosmarin

2 große Zwiebeln, in Scheiben geschnitten.

6 Schalotten, geschält

Mit Salz und Pfeffer abschmecken.

RICHTLINIE: und **fertig in ca:** 7 Std. 30 Minuten.

Kombinieren Sie alle Zutaten in Ihrem Kochtopf.

Mit Salz und Pfeffer abschmecken und 7 Stunden auf niedriger Stufe garen. Servieren Sie den Braten vorzugsweise warm.

MEXIKANISCHER RINDERSCHMORBRATEN.

ZUTATEN: für **Portionen:** 8

4-lbs. Rinderbraten

1 Dose feuergeröstete Tomaten

1 Tasse gefrorener Mais

2 Chipotle-Paprikaschoten, gewürfelt.

1 Teelöffel Chilipulver

1/2 Teelöffel Cayennepfeffer

1/2 Teelöffel Kreuzkümmelpulver

1/2 Teelöffel Knoblauchpulver

1 Tasse Rinderbrühe

Mit Salz und Pfeffer abschmecken.

RICHTLINIE: und **fertig in ca:** 8 Std. 15 Minuten.

Mischen Sie Paprika, Chilipulver, Cayennepfeffer, Kreuzkümmel, Tomaten, gefrorenen Mais, Knoblauchpulver und Brühe in Ihrem Kochtopf.

Mit Salz und Pfeffer abschmecken und 8 Stunden auf niedriger Stufe kochen. Das geschmorte Rindfleisch warm servieren.

Sloppy Joes aus Rindfleisch.

ZUTATEN: für **Portionen:** 8

2 Pfund Rinderhackfleisch

2 große Zwiebeln, fein gewürfelt

1/4 Tasse scharfer Ketchup

1/2 Tasse Tomatensaft

1/2 Tasse Rinderbrühe

1 Esslöffel Worcestershire-Sauce

Mit Salz und Pfeffer abschmecken.

Brötchen zum Servieren

RICHTLINIE: und **fertig in ca:** 7 Std. 15 Minuten.

Kombinieren Sie alle Zutaten in Ihrem Slow Cooker.

Mit Salz und Pfeffer abschmecken und auf niedriger Stufe 7 Stunden lang kochen. Wenn das Gericht fertig ist, in Brötchen servieren.

Ungarisches Rindergulasch.

ZUTATEN: für **Portionen:** 6

2 Pfund Rindersteak, gewürfelt.

2 Pfund Kartoffeln, geschält und gewürfelt.

1 Tasse Tomatensauce

1 Tasse Rinderbrühe

2 rote Paprikaschoten, entkernt und gewürfelt.

1 Karotte, in Scheiben geschnitten.

2 Knoblauchzehen, gehackt.

1 rote Zwiebel, gewürfelt.

1 Dose feuergeröstete Tomaten

2 Esslöffel Rapsöl

2 Esslöffel Tomatenmark

1 Teelöffel geräucherter Paprika

1 Teelöffel Kreuzkümmelsamen

2 Lorbeerblätter

Mit Salz und Pfeffer abschmecken.

Saure Sahne zum Servieren

RICHTLINIE: und **fertig in ca:** 7 Std. 15 Minuten.

Das Rapsöl in einer Pfanne erhitzen und das Rindersteak hineingeben. Ein paar Minuten von allen Seiten anbraten und dann in den Kochtopf geben.

Die restlichen Zutaten hinzufügen und mit Salz und Pfeffer abschmecken.

Mit einem Deckel abdecken und auf niedriger Stufe 7 Stunden kochen. Das Gulasch warm und frisch servieren und mit saurer Sahne bestreichen.

GESCHMORTES RINDFLEISCH MIT ROTWEIN UND ZWIEBELN.

ZUTATEN: für **Portionen:** 8

2-lbs. Rindfleisch Chuck roast

2 rote Zwiebeln, in Scheiben geschnitten.

1 Thymianzweig

1 Tasse Rotwein

1 Teelöffel gemahlener Koriander

1 Teelöffel Kreuzkümmelpulver

Mit Salz und Pfeffer abschmecken.

RICHTLINIE: und **fertig in ca:** 7 Std. 15 Minuten.

Den Rinderbraten mit Salz, Pfeffer, Koriander- und Kreuzkümmelpulver würzen.

Geben Sie das Fleisch in den Topf und fügen Sie die restlichen Zutaten hinzu.

Auf niedriger Stufe 7 Stunden lang kochen. Den Rinderbraten in Scheiben geschnitten und warm servieren.

SAFRAN-RINDFLEISCH-TAGINE.

ZUTATEN: für **Portionen:** 6

2 Pfund Rinderlende, gewürfelt.

1 große Zwiebel, gewürfelt.

2 reife Tomaten, gehäutet und gewürfelt.

1 Tasse getrocknete Pflaumen, zerkleinert.

1/2 Tasse Couscous

1½ Tassen Gemüsebrühe

4 Knoblauchzehen, gehackt.

1 Orange, in Scheiben geschnitten.

1 Staudensellerie, in Scheiben geschnitten.

2 Esslöffel gehobelte Mandeln

2 Esslöffel Olivenöl

1/2 Teelöffel Safranfäden

Mit Salz und Pfeffer abschmecken.

Gehackte Petersilie zum Servieren

Limettensaft zum Servieren

RICHTLINIE: und **fertig in ca:** 7 Std. 15 Minuten.

Das Öl in einer Pfanne erhitzen und das Rindfleisch hinzufügen.

Ein paar Minuten kochen lassen und dann in den Slow Cooker geben.

Die restlichen Zutaten unterrühren und mit Salz und Pfeffer abschmecken.

Garen Sie die Tajine 7 Stunden lang auf niedriger Stufe und servieren Sie sie warm und frisch, mit gehackter Petersilie und einem Spritzer Limettensaft.

RINDFLEISCH-KOHLROULADEN.

ZUTATEN: für **Portionen:** 8

1 1/2 Pfund Rinderhackfleisch

2 Zwiebeln, fein gewürfelt

2 Knoblauchzehen, gehackt.

16 Blätter Grünkohl

1/2 Tasse weißer Reis

2 Esslöffel gehackte Petersilie

1 Ei

1 Esslöffel Allzweckmehl.

Mit Salz und Pfeffer abschmecken.

1½ Tassen Rinderbrühe

2 Zitronen, entsaftet

RICHTLINIE: und **fertig in ca:** 6 Std. 30 Minuten.

Einen Topf mit Wasser zum Kochen bringen. Die Kohlblätter hinzufügen und 2 Minuten kochen, bis sie weich sind. Gut abtropfen und abkühlen lassen.

Rindfleisch, Reis, Zwiebeln, Knoblauch, Petersilie, Ei und Mehl mischen. Mit Salz und Pfeffer würzen und gut vermischen.

Legen Sie die Kohlblätter auf Ihr Arbeitsbrett und geben Sie einige Löffel der Rindfleischmischung an ein Ende jedes Blattes. Rollen Sie die Blätter fest zusammen und verstecken Sie die Enden.

Die Kohlrouladen in den Kochtopf geben.

Brühe und Zitronensaft dazugeben und 6 Stunden auf niedriger Stufe kochen. Die Brötchen warm servieren.

RINDFLEISCH-OKRA-TOMATEN-EINTOPF.

ZUTATEN: für **Portionen:** 6

1 1/2 Pfund Rinderbraten, in dünne Streifen geschnitten

1 große Zwiebel, gewürfelt.

4 Knoblauchzehen, gehackt.

1 Dose (15 Unzen) gewürfelte Tomaten

12 oz. gefrorene Okra, gehackt.

2 große Kartoffeln, geschält und gewürfelt.

1 Tasse Rinderbrühe

1 Thymianzweig

Mit Salz und Pfeffer abschmecken.

Gehackte Petersilie zum Servieren

Den Rinderbraten, die Zwiebel, den Knoblauch, die Tomaten, die Okra, die Kartoffeln, die Brühe und den Thymianzweig in den Kochtopf geben.

Mit Salz und Pfeffer abschmecken und 6 Stunden auf niedriger Stufe kochen. Den Eintopf warm und frisch oder gekühlt servieren, mit gehackter Petersilie bestreut.

SÜßKARTOFFEL-HIRTENKUCHEN.

ZUTATEN: für **Portionen:** 6

1 Pfund Rinderhackfleisch

2 Pfund Süßkartoffeln, geschält und gewürfelt.

1 große Zwiebel, fein gehackt

2 Möhren, gerieben

2 Stangen Staudensellerie, zerkleinert.

4 Knoblauchzehen, gehackt.

1 Tasse gewürfelte Tomaten

1/2 Tasse geriebener Parmesan

2 Esslöffel Rapsöl

1/2 Teelöffel Chilipulver

Mit Salz und Pfeffer abschmecken.

RICHTLINIE: und **fertig in ca:** 6 Std. 45 Minuten.

Das Öl in einer Pfanne erhitzen und das Rindfleisch hinzufügen. Einige Minuten unter häufigem Rühren braten, dann hinzufügen und in den Kochtopf geben.

Zwiebel, Karotten, Stangensellerie, Knoblauch und Tomaten sowie Chilipulver, Salz und Pfeffer hinzufügen.

Die Süßkartoffeln im Dampfgarer 15 Minuten lang kochen und dann fein pürieren.

Mit Salz und Pfeffer abschmecken und die Süßkartoffeln über die Rindfleischmischung geben.

Mit geriebenem Käse bestreuen und 6 Stunden auf niedriger Stufe kochen. Servieren Sie den Kuchen warm.

KNOBLAUCH-RINDFLEISCH-PASTA-SAUCE.

ZUTATEN: für **Portionen:** 10

1 Pfund Schweinswürste, ohne Därme

2 Pfund Rinderhackfleisch

8 Knoblauchzehen, gehackt.

1 Dose (29 Unzen) gewürfelte Tomaten

2 große Zwiebeln, fein gewürfelt

1 Tasse Tomatensaft

1/2 Tasse Rotwein

1 Esslöffel brauner Zucker

2 Esslöffel Olivenöl

1 Teelöffel italienische Kräuter

1/2 Teelöffel getrockneter Majoran

1/4 Teelöffel Cayennepfeffer

Mit Salz und Pfeffer abschmecken.

RICHTLINIE: und **fertig in ca:** 8 Std. 15 Minuten.

Rindfleisch, Würstchen, Zwiebel, Knoblauch, Olivenöl, Kräuter, Tomaten, Tomatensaft, Rotwein, Cayenne und Zucker in einem langsamen Kocher vermengen.

Mit Salz und Pfeffer abschmecken und mit einem Deckel abdecken. Auf niedriger Stufe 8 Stunden lang kochen.

Servieren Sie die Soße warm und frisch oder frieren Sie sie in einzelnen Portionen ein, um sie später zu servieren.

SCHWEINEFLEISCH-REZEPTE

GEBRATENES SCHWEINEFILET MIT DREI PFEFFERN.

ZUTATEN: für Portionen: 8

3 Pfund Schweinefilet

1/4 Tasse Drei-Pfeffer-Mischung

1 Tasse Hühnerbrühe

2 Esslöffel Dijon-Senf

Mit Salz und Pfeffer abschmecken.

RICHTLINIE: und fertig in ca: 8 Std. 15 Minuten.

Das Schweinefleisch mit Salz und Pfeffer würzen.

Bestreichen Sie das Fleisch mit Senf. Die Pfeffermischung auf dem Schneidebrett verteilen und das Schweinefleisch in dieser Mischung wälzen, damit es gut bedeckt ist.

Vorsichtig in den Kochtopf geben und die Brühe angießen.

Auf niedriger Stufe 8 Stunden lang kochen. Servieren Sie das Schweinefilet in Scheiben geschnitten und warm mit Ihrer Lieblingsbeilage.

MIT AHORNSIRUP GLASIERTES SCHWEINEFILET.

ZUTATEN: für Portionen: 6

2-lbs. Schweinefilet

1 Dose kondensierte Hühnercremesuppe

2 Esslöffel Ahornsirup

1 Esslöffel Sojasauce

1/4 Teelöffel Allgewürzpulver

1/2 Teelöffel gemahlener Ingwer

1 Teelöffel scharfe Sauce

1 Teelöffel Knoblauchpulver

1/2 Teelöffel Zimtpulver

1 Teelöffel Salz

RICHTLINIE: und fertig in ca: 4 Std. 15 Minuten.

Ahornsirup, Sojasauce, scharfe Sauce, Knoblauchpulver, Zimt, Gewürzpulver, Ingwer und Salz in einer Schüssel vermischen.

Diese Mischung auf dem Schweinefleisch verteilen und es gut einreiben.

Gießen Sie die Suppe in den Topf und legen Sie das Schweinefilet auf die Suppe.

Zugedeckt 4 Stunden lang auf höchster Stufe kochen. Das Schweinefleisch warm und frisch servieren.

ZWIEBEL-SCHWEINEFILET.

ZUTATEN: für **Portionen: 6**

2-lbs. Schweinefilet

3 große süße Zwiebeln, in Scheiben geschnitten.

1/2 Tasse Weißwein

1/2 Tasse Hühnerbrühe

2 Esslöffel Rapsöl

6 Scheiben Speck

1 Thymianzweig

Mit Salz und Pfeffer abschmecken.

RICHTLINIE: und **fertig in ca: 8 Std. 15 Minuten.**

Das Öl in einer Pfanne erhitzen und die Zwiebeln hinzufügen. 10 Minuten auf allen Seiten braten, bis sie weich und leicht karamellisiert sind.

Die Zwiebeln in den Kochtopf geben und die restlichen Zutaten hinzufügen.

Mit Salz und Pfeffer würzen und 8 Stunden auf niedriger Stufe kochen.

SCHWEINSBRATEN NACH HAVANNA-ART.

ZUTATEN: für **Portionen: 6**

2-lbs. Schweinebraten

4 Knoblauchzehen, gehackt.

1/2 Tasse frischer Orangensaft

1 Lorbeerblatt

1 Zitrone, geschält und entsaften

1 Zwiebel, in Scheiben geschnitten.

1 Staudensellerie, in Scheiben geschnitten.

1 Teelöffel Kreuzkümmelpulver

1/4 Teelöffel Chilipulver

Mit Salz und Pfeffer abschmecken.

RICHTLINIE: und **fertig in ca: 6 Std. 15 Minuten.**

Mischen Sie alle Zutaten in Ihrem langsamen Kocher.

Mit Salz und Pfeffer abschmecken und auf niedriger Stufe 6 Stunden kochen. Den Schweinebraten warm und frisch servieren.

BRASILIANISCHER SCHWEINEFLEISCHEINTOPF.

ZUTATEN: für **Portionen:** 6

1/2 Pfund getrocknete schwarze Bohnen

1 1/2 Pfund Schweineschulter, gewürfelt.

4 Scheiben Speck, gewürfelt.

4 Knoblauchzehen, gehackt.

2 Lorbeerblätter

2 Tassen Hühnerbrühe

2 süße Zwiebeln, gewürfelt.

1 Teelöffel Kreuzkümmelsamen

1/2 Teelöffel gemahlener Koriander

1 Teelöffel Weißweinessig

Mit Salz und Pfeffer abschmecken.

RICHTLINIE: und **fertig in ca:** 7 Std. 15 Minuten.

Kombinieren Sie die Bohnen und das Schweinefleisch mit den restlichen Zutaten in Ihrem Kochtopf.

Mit Salz und Pfeffer abschmecken und einen Deckel auflegen.

Auf niedriger Stufe 7 Stunden lang kochen. Den Eintopf warm und frisch servieren.

PULLED PORK MIT MANGO-GESCHMACK.

ZUTATEN: für **Portionen:** 8

4 Pfund Schweinebraten, in große Stücke geschnitten

1 reife Mango, geschält und gewürfelt.

1 Tasse BBQ-Sauce

1/4 Tasse Bourbon

1 Tasse Hühnerbrühe

1 Chipotle-Pfeffer, gehackt.

1 Esslöffel Balsamico-Essig

Mit Salz und Pfeffer abschmecken.

RICHTLINIE: und **fertig in ca:** 7 Std. 15 Minuten.

Kombinieren Sie alle Zutaten in Ihrem Kochtopf.

Mit Salz und Pfeffer abschmecken und auf niedriger Stufe 7 Stunden kochen.

Nach der Zubereitung das Fleisch in feine Fäden schneiden und warm oder gekühlt servieren.

SCHWEINEBAUCH AUF GERÄUCHERTEM SAUERKRAUT.

ZUTATEN: für **Portionen:** 8

6 Scheiben Speck, gewürfelt.

1 Pfund Sauerkraut, zerkleinert.

1 Tasse Hühnerbrühe

4-lbs. Schweinebauch

1 Teelöffel geräucherter Paprika

1 Teelöffel Kreuzkümmelsamen

1/2 Teelöffel getrockneter Thymian

Mit Salz und Pfeffer abschmecken.

RICHTLINIE: und **fertig in ca:** 8 Std. 30 Minuten.

Sauerkraut, Speck, Paprika, Kreuzkümmel, Thymian und Brühe im Kochtopf mischen.

Den Schweinebauch mit Salz und Pfeffer würzen und auf das Sauerkraut legen.

Abdecken und 8 Stunden auf niedriger Stufe kochen. Den Schweinebauch und das Sauerkraut warm servieren.

SAUERRAHM-SCHWEINEKOTELETTS.

ZUTATEN: für **Portionen:** 6

6 Schweinekoteletts, mit Knochen

1/2 Tasse Hühnerbrühe

2 grüne Zwiebeln, gewürfelt.

1 Becher saure Sahne

2 Esslöffel gehackte Petersilie

Mit Salz und Pfeffer abschmecken.

RICHTLINIE: und **fertig in ca:** 6 Std. 15 Minuten

Schweinekoteletts, saure Sahne, Brühe, Zwiebeln und Petersilie im Kochtopf vermengen.

Mit Salz und Pfeffer abschmecken und auf niedriger Stufe 6 Stunden kochen.

Servieren Sie die Schweinekoteletts warm und frisch mit reichlich Sauce übergossen.

APFEL-BUTTER-RIPPCHEN.

ZUTATEN: für Portionen: 8

4 Pfund kurze Rippen vom Schwein

1/2 Tasse BBQ-Sauce

1 Tasse Gemüsebrühe

1 Tasse Apfelbutter

2 Esslöffel brauner Zucker

1/2 Teelöffel Chilipulver

1 Teelöffel Knoblauchpulver

1 Teelöffel Zwiebelpulver

Mit Salz und Pfeffer abschmecken.

RICHTLINIE: und fertig in ca: 8 Std. 15 Minuten.

Mischen Sie die Apfelbutter, den Zucker, das Knoblauchpulver, das Zwiebelpulver, das Chilipulver, die BBQ-Sauce und die Brühe in Ihrem Slow Cooker.

Die Rippchen dazugeben und gut panieren, dann mit Salz und Pfeffer würzen.

Mit einem Deckel abdecken und auf niedriger Stufe 8 Stunden kochen. Die Rippchen warm und frisch servieren.

GEBRATENES SCHWEINEFILET MIT ZITRONE.

ZUTATEN: für Portionen: 6

2-lbs. Schweinefilet

1 Tasse Rapsöl

1 Tasse Gemüsebrühe

1 Zitrone, in Scheiben geschnitten.

1 Teelöffel schwarze Pfefferkörner

Mit Salz und Pfeffer abschmecken.

RICHTLINIE: und fertig in ca: 7 Std. 15 Minuten.

Kombinieren Sie alle Zutaten in Ihrem Slow Cooker.

Ausreichend salzen und pfeffern und 7 Stunden lang auf niedriger Stufe kochen. Schneiden Sie das Schweinefleisch in Scheiben und servieren Sie es warm.

LANGSAM GEBRATENES SCHWEINEFLEISCH MIT INGWER.

ZUTATEN: für **Portionen:** 8

4-lbs. Schweineschulter

1½ Tassen Gemüsebrühe

1 Esslöffel Honig

1 Esslöffel Sojasauce

2 Teelöffel geriebener Ingwer

Mit Salz und Pfeffer abschmecken.

RICHTLINIE: und **fertig in ca:** 7 Std. 15 Minuten.

Das Schweinefleisch mit Salz und Pfeffer sowie Ingwer, Sojasauce und Honig würzen.

Das Schweinefleisch in den langsamen Kocher geben und die Brühe hinzufügen.

Zugedeckt 7 Stunden lang auf niedriger Stufe kochen. Servieren Sie das Schweinefleisch warm mit Ihrer Lieblingsbeilage.

GEBRATENES SCHWEINEFLEISCH MIT BALSAMICO.

ZUTATEN: für **Portionen:** 8

4 Pfund Schweineschulter, gewürfelt.

1/4 Tasse Balsamico-Essig

2 Esslöffel brauner Zucker

2 Esslöffel Honig

1 Teelöffel Fünf-Gewürze-Pulver

1 Teelöffel Knoblauchpulver

1 Teelöffel scharfe Sauce

Mit Salz und Pfeffer abschmecken.

RICHTLINIE: und **fertig in ca:** 6 Std. 15 Minuten.

Zucker, Fünf-Gewürze-Pulver, Honig und scharfe Soße in einer Schüssel mischen. Die Mischung auf dem Schweinefleisch verteilen und es gut einreiben.

Das Schweinefleisch in den Kochtopf geben und den Essig hinzufügen.

Mit Salz und Pfeffer würzen und auf niedriger Stufe 6 Stunden kochen. Servieren Sie das Schweinefleisch warm und frisch mit Ihrer Lieblingsbeilage.

SCHWARZER BOHNEN-SCHWEINEFLEISCH-EINTOPF.

ZUTATEN: für **Portionen: 10**

3 Pfund Schweinebraten, gewürfelt.

1 Dose feuergeröstete Tomaten

2 Tassen Hühnerbrühe

2 Chipotle-Paprikaschoten, gewürfelt.

2 rote Zwiebeln, gewürfelt.

4 Knoblauchzehen, gehackt.

1 Pfund getrocknete schwarze Bohnen

1 Teelöffel getrockneter Oregano

1 Teelöffel getrocknetes Basilikum

1 Teelöffel Kreuzkümmelpulver

1 Teelöffel Chilipulver

Mit Salz und Pfeffer abschmecken.

RICHTLINIE: und **fertig in ca: 9 Std. 15 Minuten.**

Zwiebeln, Knoblauch, schwarze Bohnen, Tomaten, Brühe, Chipotle-Paprika, Oregano, Basilikum, Kreuzkümmel, Chilipulver und Schweinebraten in einem langsamen Kocher vermischen.

Mit Salz und Pfeffer abschmecken und 9 Stunden auf niedriger Stufe kochen. Den Eintopf warm und frisch oder gekühlt servieren.

SÜßES UND WÜRZIGES PULLED PORK.

ZUTATEN: für **Portionen: 8**

4-lbs. Schweineschulter

1 Tasse Ananassaft

2 Chipotle-Paprikaschoten, gewürfelt.

6 Knoblauchzehen, gehackt.

1 Tasse Hühner Tock

1 Esslöffel Kreuzkümmelpulver

1 Teelöffel Chilipulver

1/4 Tasse brauner Zucker

1 Teelöffel trockener Senf

1/4 Teelöffel gemahlene Nelken

1½ Teelöffel Salz

RICHTLINIE: und **fertig in ca:** 9 Std. 15 Minuten.

Braunen Zucker, Kreuzkümmel, Chilipulver, trockenen Senf, Chipotle-Paprika, Knoblauch und gemahlene Nelken sowie Salz in einer Schüssel mischen.

Verteilen Sie diese Mischung auf dem Fleisch und reiben Sie es gut ein.

Das Fleisch in den langsamen Kocher geben und den Ananassaft und die Brühe hinzufügen.

Zugedeckt 9 Stunden lang auf niedriger Stufe kochen. Wenn das Fleisch fertig ist, mit 2 Gabeln in feine Fäden zerteilen. Es wird am besten warm serviert.

TERIYAKI-SCHWEINEFILET.

ZUTATEN: für **Portionen:** 6

2-lbs. Schweinefilet

1/4 Tasse Ketchup

1/4 Tasse Sojasauce

1/4 Tasse Hühnerbrühe oder Wasser

1 Zwiebel, gewürfelt.

4 Knoblauchzehen, gehackt.

1 Esslöffel glatte Erdnussbutter

1 Esslöffel brauner Zucker

1 Esslöffel scharfe Sauce

RICHTLINIE: und **fertig in ca:** 7 Std. 15 Minuten.

Sojasauce, Ketchup, Zwiebel, Erdnussbutter, Zucker, scharfe Sauce, Knoblauch und Brühe in den Kochtopf geben.

Das Schweinefilet hinzufügen und 7 Stunden lang auf niedriger Stufe kochen. Servieren Sie das Gericht warm mit Ihrer Lieblingsbeilage.

ROTE BOHNEN-SCHWEINEFLEISCH-EINTOPF.

ZUTATEN: für **Portionen:** 6

1/2 Pfund getrocknete rote Bohnen, abgespült.

1 Dose feuergeröstete Tomaten

2 Tassen Gemüsebrühe

1 1/2 Pfund Schweinebraten, gewürfelt.

1 Chorizo-Glied, in Scheiben geschnitten.

4 Scheiben Speck, gewürfelt.

4 Knoblauchzehen, gehackt.

1 rote Zwiebel, gewürfelt.

1 Teelöffel scharfe Sauce

Mit Salz und Pfeffer abschmecken.

1 Lorbeerblatt

RICHTLINIE: und **fertig in ca:** 3 Std. 15 Minuten.

Die Bohnen, den Schweinebraten, die Chorizo, den Speck, den Knoblauch, die Zwiebel und die scharfe Soße in den langsamen Kocher geben.

Tomaten, Brühe, Lorbeerblatt, Salz und Pfeffer hinzufügen und 3 Stunden auf höchster Stufe kochen.

Servieren Sie den Eintopf warm. Sie können ihn auch in kleineren Portionen einfrieren und später servieren.

GEBRATENES SCHWEINEKOTELETT MIT FRANZÖSISCHEN ZWIEBELN.

ZUTATEN: für **Portionen:** 6

6 Schweinekoteletts

1 Dose kondensierte Zwiebelsuppe

1/4 Tasse Weißwein

1 Teelöffel Knoblauchpulver

Mit Salz und Pfeffer abschmecken.

RICHTLINIE: und **fertig in ca:** 6 Std. 15 Minuten.

Kombinieren Sie alle Zutaten in Ihrem Slow Cooker.

Mit Salz und Pfeffer abschmecken und mit einem Deckel abdecken. Auf niedriger Stufe 6 Stunden lang kochen. Die Schweinekoteletts warm servieren.

MIT HONIG GLASIERTE SCHWEINERIPPCHEN.

ZUTATEN: für **Portionen:** 6

4-lbs. Schweinerippchen

1/4 Tasse BBQ-Sauce

1 Tasse Hühnerbrühe

1 Sternanis

2 Esslöffel Honigsenf

2 Esslöffel Honig

1 Esslöffel Ahornsirup

1 Teelöffel Salz

1/2 Teelöffel Cayennepfeffer

RICHTLINIE: und **fertig in ca:** 8 Std. 15 Minuten.

Kombinieren Sie Senf, Honig, Ahornsirup, Sternanis, BBQ-Sauce, Brühe, Salz und Cayennepfeffer in Ihrem Slow Cooker.

Die Schweinerippchen hinzufügen und gut mit der Mischung bedecken.

Den Topf mit einem Deckel abdecken und auf niedriger Stufe 8 Stunden lang kochen. Die Schweinerippchen warm servieren.

HAWAII-SCHWEINEBRATEN.

ZUTATEN: für **Portionen:** 8

4-lbs. Schweinebraten

1 Tasse Ananassaft

1 Mango, geschält und gewürfelt.

1 Lorbeerblatt

1 Zweig Rosmarin

1 Tasse gefrorene Preiselbeeren

2 Esslöffel Rotweinessig

Mit Salz und Pfeffer abschmecken.

RICHTLINIE: und **fertig in ca:** 8 Std. 15 Minuten.

Den Schweinebraten, die Mangowürfel, den Ananassaft, die Cranberries, den Essig, das Lorbeerblatt und den Rosmarinzweig in den Slow Cooker geben.

Mit Salz und Pfeffer abschmecken und 8 Stunden auf niedriger Stufe kochen. Den Schweinebraten warm und frisch servieren.

SCHWEINEFLEISCH-KARTOFFEL-EINTOPF.

ZUTATEN: für **Portionen:** 8

6 Scheiben Speck, gewürfelt.

2 Pfund Schweineschulter, gewürfelt.

2 Pfund Kartoffeln, geschält und gewürfelt.

2 Tassen Hühnerbrühe

2 Lorbeerblätter

2 reife Tomaten, gehäutet und gewürfelt.

1 Chorizo, in Scheiben geschnitten.

1 große Zwiebel, fein gehackt

2 Knoblauchzehen, gehackt.

2 rote Paprikaschoten, entkernt und gewürfelt.

1 Esslöffel Rapsöl

1 Esslöffel Tomatenmark

1/4 Teelöffel Cayennepfeffer

Mit Salz und Pfeffer abschmecken.

RICHTLINIE: und **fertig in ca:** 6 Std. 30 Minuten.

Das Öl in einer Pfanne erhitzen und den Speck hinzufügen. Knusprig braten, dann das Schweinefleisch hinzufügen. Noch ein paar Minuten weitergaren, bis es goldbraun ist, dann in den Kochtopf geben.

Die restlichen Zutaten hinzufügen und mit Salz und Pfeffer würzen.

Auf niedriger Stufe 6 Stunden lang kochen. Den Eintopf warm und frisch servieren.

VORSPEISEN

VIER-KÄSE-DIP.

ZUTATEN: für **Portionen:** 8

1/2 Pfund frische italienische Würstchen, ohne Haut

1/2 Tasse geriebener Parmesankäse

1 Tasse geriebener Cheddar-Käse

1 Tasse Tomatensauce

1 Tasse Hüttenkäse

1 Tasse zerkleinerter Mozzarella-Käse

2 Esslöffel Olivenöl

1/2 Teelöffel getrockneter Thymian

1/2 Teelöffel getrocknetes Basilikum

Mit Salz und Pfeffer abschmecken.

RICHTLINIE: und **fertig in ca:** 4 Std. 15 Minuten.

Das Öl in einer Pfanne erhitzen und die Würste darin anbraten.

5 Minuten kochen lassen, dabei häufig umrühren, dann die Würste in einen langsamen Kocher geben.

Die restlichen Zutaten hinzufügen und mit Salz und Pfeffer würzen.

Auf niedriger Stufe 4 Stunden lang kochen. Der Dip wird am besten warm serviert.

BOURBON GLASIERTE WÜRSTCHEN.

ZUTATEN: für **Portionen:** 10

3 Pfund kleine Wurstglieder

1/4 Tasse Ahornsirup

1/2 Tasse Aprikosenkonfitüre

2 Esslöffel Bourbon

RICHTLINIE: und **fertig in ca:** 4 Std. 15 Minuten.

Kombinieren Sie alle Zutaten in Ihrem langsamen Kocher. Mit dem Deckel abdecken und auf niedriger Stufe 4 Stunden lang kochen.

Die glasierten Würste warm oder gekühlt servieren, am besten mit Cocktailspießen.

GEWÜRZTE BUFFALO WINGS.

ZUTATEN: für **Portionen:** 8

4-lbs. Hähnchenflügel

1/4 Tasse Butter, geschmolzen.

1 Tasse BBQ-Sauce

1 Esslöffel Worcestershire-Sauce

1/2 Teelöffel Zimtpulver

1 Teelöffel scharfe Sauce

1 Teelöffel Zwiebelpulver

1 Teelöffel Knoblauchpulver

1 Teelöffel getrockneter Oregano

1 Teelöffel getrocknetes Basilikum

1/2 Teelöffel Kreuzkümmelpulver

1 Teelöffel Salz

RICHTLINIE: und **fertig in ca:** 8 Std. 15 Minuten.

Alle Zutaten in einem langsamen Kocher vermischen. Mischen, bis die Flügel gleichmäßig bedeckt sind.

Auf niedriger Stufe 8 Stunden lang kochen. Warm oder gekühlt servieren.

GLASIERTE ERDNÜSSE.

ZUTATEN: für **Portionen:** 8

2 Pfund rohe, ganze Erdnüsse

1/4 Tasse Kokosnussöl

1/4 Tasse brauner Zucker

2 Esslöffel Salz

1 Esslöffel Cajun-Gewürz

1/2 Teelöffel Knoblauchpulver

1/2 Teelöffel rote Paprikaflocken

RICHTLINIE: und **fertig in etwa:** 2 Std. 15 Minuten.

Kombinieren Sie alle Zutaten in Ihrem Slow Cooker.

Zugedeckt 2 Stunden lang auf höchster Stufe kochen. Gekühlt servieren.

KÄSIGER SPECK-DIP.

ZUTATEN: für **Portionen:** 20

10 Scheiben Speck, gewürfelt.

1 Tasse geriebener Gruyere

1/2 Tasse Vollmilch

1 Becher Frischkäse

1 süße Zwiebel, gewürfelt.

1 Teelöffel Worcestershire-Sauce

1 Teelöffel Dijon-Senf

Mit Salz und Pfeffer abschmecken.

RICHTLINIE: und **fertig in ca:** 4 Std. 15 Minuten.

Kombinieren Sie alle Zutaten in einem langsamen Kocher.

Mit Salz und Pfeffer abschmecken und mit dem Deckel verschließen.

Auf niedriger Stufe 4 Stunden lang kochen. Servieren Sie den Dip warm oder gekühlt mit Gemüsesticks, Keksen oder anderen salzigen Snacks.

SPANISCHER CHORIZO-DIP.

ZUTATEN: für **Portionen:** 8

8 Chorizo-Glieder, gewürfelt

2 Tassen geriebener Cheddar-Käse

1/4 Tasse Weißwein

1 Dose gewürfelte Tomaten

1 Chilischote, gewürfelt.

1 Becher Frischkäse

RICHTLINIE: und **fertig in ca:** 6 Std. 15 Minuten.

Kombinieren Sie alle Zutaten in Ihrem Slow Cooker.

Den Dip 6 Stunden lang auf niedriger Stufe kochen.

Den Dip warm servieren.

ROSMARINKARTOFFELN.

ZUTATEN: für **Portionen:** 8

4 Pfund kleine neue Kartoffeln

1/4 Tasse Hühnerbrühe

2 Knoblauchzehen, gehackt.

1 Zweig Rosmarin, gehackt.

1 Schalotte, in Scheiben geschnitten.

1 Teelöffel geräucherter Paprika

1 Teelöffel Salz

1/4 Teelöffel gemahlener schwarzer Pfeffer

RICHTLINIE: und **fertig in etwa:** 2 Std. 15 Minuten.

Kombinieren Sie alle Zutaten in Ihrem Slow Cooker.

Mit dem Deckel abdecken und auf höchster Stufe 2 Stunden kochen. Die Kartoffeln warm oder gekühlt servieren.

MELASSE-LIMETTEN-FLEISCHBÄLLCHEN.

ZUTATEN: für **Portionen:** 10

3 Pfund Rinderhackfleisch

2 Knoblauchzehen, gehackt.

1 Schalotte, gewürfelt.

1/2 Tasse Melasse

1 Ei

1/2 Tasse Rinderbrühe

1/4 Tasse Sojasauce

1/2 Tasse Hafermehl

2 Esslöffel Limettensaft

1 Esslöffel Worcestershire-Sauce

Mit Salz und Pfeffer abschmecken.

1/2 Teelöffel Kreuzkümmelpulver

1/2 Teelöffel Chilipulver

RICHTLINIE: und **fertig in ca:** 8 Std. 15 Minuten.

Melasse, Sojasauce, Limettensaft, Brühe und Worcestershire-Sauce in den langsamen Kocher geben.

In einer Schüssel Rinderhackfleisch, Knoblauch, Schalotten, Hafermehl, Kreuzkümmel, Chilipulver, Ei, Salz und Pfeffer gut vermischen.

Kleine Bällchen formen und in die Sauce geben.

Den Topf abdecken und auf niedriger Stufe 8 Stunden kochen. Die Fleischbällchen warm oder gekühlt servieren.

ARTISCHOCKEN-DIP.

ZUTATEN: für **Portionen:** 20

2 oz. Blauschimmelkäse, zerbröckelt

2 süße Zwiebeln, gewürfelt.

1 rote Chilischote, gehackt.

2 Knoblauchzehen, gehackt.

1 Becher Frischkäse

1 Becher Schlagsahne

1 Glas Artischockenherzen, abgetropft und zerkleinert.

2 Esslöffel gehackter Koriander

RICHTLINIE: und **fertig in ca:** 6 Std. 15 Minuten.

Zwiebeln, Chili, Knoblauch, Artischockenherzen, Frischkäse, Sahne und Blauschimmelkäse in einem Slow Cooker vermischen.

Auf niedriger Stufe 6 Stunden lang kochen. Nach dem Kochen den Koriander unterrühren und den Dip warm oder gekühlt servieren.

PIKANTE LAMM-FLEISCHBÄLLCHEN.

ZUTATEN: für **Portionen:** 10

3 Pfund Lammhackfleisch

1 Schalotte, gewürfelt.

2 Tassen Tomatensauce

1 Zitrone, entsaftet

2 Knoblauchzehen, gehackt.

1 Lorbeerblatt

1 Thymianzweig

1/2 Tasse Rosinen, zerkleinert.

1 rote Chilischote, gehackt.

1 Esslöffel Zitronenschale

1/4 Teelöffel Kreuzkümmelpulver

1/4 Teelöffel Chilipulver

1/4 Teelöffel Fünf-Gewürze-Pulver

1/2 Teelöffel Kreuzkümmelpulver

1 Teelöffel getrocknete Minze

Mit Salz und Pfeffer abschmecken.

RICHTLINIE: und **fertig in ca:** 7 Std. 15 Minuten.

Tomatensauce, Zitronensaft, Lorbeerblatt, Thymianzweig und rote Chilischote im langsamen Kocher mischen.

Die restlichen Zutaten in eine Schüssel geben und gut vermischen. Mit Salz und Pfeffer würzen und gut durchmischen.

Kleine Kugeln formen und in die Soße geben. Mit dem Deckel abdecken und auf niedriger Stufe 7 Stunden kochen. Die Fleischbällchen warm oder gekühlt servieren.

PARTY-MIX.

ZUTATEN: für **Portionen:** 20

4 Tassen Müsli

1 Tasse gemischte Samen

1/2 Tasse Butter, geschmolzen.

4 Tassen Knuspermüsli

2 Tassen gemischte Nüsse

2 Esslöffel Worcestershire-Sauce

1 Teelöffel scharfe Sauce

1/2 Teelöffel Kreuzkümmelpulver

1 Teelöffel Salz

RICHTLINIE: und **fertig in ca:** 1 Std. 45 Minuten.

Kombinieren Sie alle Zutaten in Ihrem langsamen Kocher und schwenken Sie sie, bis sie gleichmäßig bedeckt sind.

Auf höchster Stufe 1½ Stunden kochen. Die Mischung gekühlt servieren.

CHEESEBURGER-DIP.

ZUTATEN: für **Portionen:** 20

2 Pfund Rinderhackfleisch

1 Tasse geriebener Cheddar

1/2 Tasse Tomatensauce.

2 süße Zwiebeln, gewürfelt.

4 Knoblauchzehen, gehackt.

1 Tasse zerkleinerter Schmelzkäse

1 Esslöffel Dijon-Senf

2 Esslöffel Essiggurken-Relish

1 Esslöffel Rapsöl

RICHTLINIE: und **fertig in ca:** 6 Std. 15 Minuten.

Das Rapsöl in einer Pfanne erhitzen und das Rinderhackfleisch darin anbraten. 5 Minuten anbraten, dann das Fleisch in den Slow Cooker geben.

Die restlichen Zutaten einrühren und den Deckel auf den Topf legen.

Auf niedriger Stufe 6 Stunden lang kochen. Der Dip wird am besten warm serviert.

QUESO VERDE DIP.

ZUTATEN: für **Portionen:** 12

1 Pfund gemahlenes Hühnerfleisch

2 Schalotten, gewürfelt.

2 Tassen geriebener Cheddar

2 Poblano-Paprikaschoten, gewürfelt.

2 Tassen Salsa verde

1 Becher Frischkäse

4 Knoblauchzehen, gehackt.

1/4 Tasse gehackter Koriander

1 Esslöffel Worcestershire-Sauce

2 Esslöffel Olivenöl

Mit Salz und Pfeffer abschmecken.

RICHTLINIE: und **fertig in ca:** 4 Std. 15 Minuten.

Kombinieren Sie alle Zutaten in Ihrem Slow Cooker.

Mit Salz und Pfeffer abschmecken und bei niedriger Hitze 4 Stunden lang kochen. Der Dip wird am besten warm serviert.

CREMIGER SPINAT-DIP.

ZUTATEN: für Portionen: 30

1 Pfund frischer Spinat, zerkleinert.

1 Dose Krabbenfleisch, abgetropft.

2 Schalotten, gewürfelt.

2 Jalapeno-Paprikaschoten, gewürfelt.

1 Becher saure Sahne

1 Becher Frischkäse

1 Tasse geriebener Cheddar-Käse

1 Tasse geriebener Parmesan

1/2 Tasse Vollmilch

2 Knoblauchzehen, gehackt.

1 Esslöffel Sherry-Essig

RICHTLINIE: und fertig in etwa: 2 Std. 15 Minuten.

Kombinieren Sie alle Zutaten in Ihrem Slow Cooker.

Mit dem Deckel abdecken und 2 Stunden lang auf höchster Stufe kochen.

Servieren Sie den Spinatdip warm oder gekühlt mit Gemüsesticks oder Ihren liebsten salzigen Snacks.

MEXIKANISCHER DIP.

ZUTATEN: für Portionen: 10

2 Pfund Rinderhackfleisch

2 Tassen geriebener Cheddar-Käse

2 Poblano-Paprikaschoten, gewürfelt.

1 Dose schwarze Bohnen, abgetropft.

1 Dose gewürfelte Tomaten

1/2 Teelöffel Chilipulver

Mit Salz und Pfeffer abschmecken.

RICHTLINIE: und fertig in ca: 4 Std. 15 Minuten.

Alle Zutaten in einem langsamen Kocher vermischen. Bei Bedarf mit Salz und Pfeffer abschmecken.

Auf höchster Stufe 4 Stunden lang kochen. Der Dip wird am besten warm serviert.

MARINIERTE CHAMPIGNONS.

ZUTATEN: für **Portionen:** 8

2 Pfund Champignons

1/2 Tasse brauner Zucker

1/4 Tasse Reisessig

1 Tasse Sojasauce

1 Tasse Wasser

1/2 Teelöffel Chilipulver

RICHTLINIE: und **fertig in ca:** 8 Std. 15 Minuten.

Kombinieren Sie alle Zutaten in Ihrem Slow Cooker.

Den Topf abdecken und auf niedriger Stufe 8 Stunden lang kochen. Vor dem Servieren im Topf abkühlen lassen.

HOISIN-HÄHNCHENFLÜGEL.

ZUTATEN: für **Portionen:** 8

4-lbs. Hähnchenflügel

4 Knoblauchzehen, gehackt.

2/3 Tasse Hoisin-Sauce

1 Esslöffel Melasse

1 Teelöffel geriebener Ingwer

1 Teelöffel Sesamöl

1 Teelöffel scharfe Sauce

1/4 Teelöffel gemahlener schwarzer Pfeffer

1/2 Teelöffel Salz

RICHTLINIE: und **fertig in ca:** 7 Std. 15 Minuten.

Mischen Sie Hoisin-Sauce, Knoblauch, Ingwer, Sesamöl, Melasse, scharfe Sauce, schwarzen Pfeffer und Salz in Ihrem Slow Cooker.

Die Hähnchenflügel hinzufügen und schwenken, bis sie gleichmäßig bedeckt sind.

Mit einem Deckel abdecken und auf niedriger Stufe 7 Stunden kochen. Die Flügel warm oder gekühlt servieren.

SCHINKEN-SCHWEIZER-KÄSE-DIP.

ZUTATEN: für **Portionen**: 6

1 Pfund Schinken, gewürfelt

1 Dose kondensierte Champignoncremesuppe

1 Dose kondensierte Zwiebelsuppe

2 Tassen geriebener Schweizer Käse

1 Becher Frischkäse

1/2 Teelöffel Chilipulver

RICHTLINIE: und **fertig in ca**: 4 Std. 15 Minuten.

Kombinieren Sie alle Zutaten in einem langsamen Kocher.

Auf niedriger Stufe 4 Stunden lang kochen.

Servieren Sie den Dip vorzugsweise warm.

NACHO-SOßE.

ZUTATEN: für **Portionen**: 12

2 Pfund Rinderhackfleisch

2 Schalotten, gewürfelt.

4 Knoblauchzehen, gehackt.

1 Dose gewürfelte Tomaten

1 Dose Zuckermais, abgetropft.

2 Tassen geriebener Cheddar-Käse

2 Esslöffel mexikanisches Gewürz

1 Teelöffel Chilipulver

RICHTLINIE: und **fertig in ca**: 6 Std. 15 Minuten.

Kombinieren Sie alle Zutaten in Ihrem Slow Cooker.

Auf niedriger Stufe 6 Stunden lang kochen. Dieser Dip wird am besten warm serviert.

GEKOCHTE ERDNÜSSE MIT HAUT.

ZUTATEN: für **Portionen**: 8

2 Pfund ungekochte, ganze Erdnüsse

4 Tassen Wasser

1/2 Tasse Salz

RICHTLINIE: und **fertig in ca:** 7 Std. 15 Minuten.

Kombinieren Sie alle Zutaten in Ihrem langsamen Kocher. Abdecken und auf niedriger Stufe 7 Stunden kochen.

Abgießen und vor dem Servieren abkühlen lassen.

GEMÜSE

KOKOSNUSS-BOHNEN-CURRY.

ZUTATEN: für **Portionen:** 6

2 Dosen Pinto-Bohnen, abgetropft.

1 Schalotte, gewürfelt.

1 Tasse Kokosnussmilch

1 Lorbeerblatt

1 Tasse Gemüsebrühe

2 Knoblauchzehen, gehackt.

1 Esslöffel Olivenöl

2 Esslöffel Tomatenmark

1 Teelöffel geriebener Ingwer

1/2 Teelöffel Chilipulver

1/2 Teelöffel Kreuzkümmelpulver

1 Teelöffel Currypulver

1 Teelöffel brauner Zucker

Mit Salz und Pfeffer abschmecken.

RICHTLINIE: und **fertig in ca:** 6 Std. 30 Minuten.

Kombinieren Sie die Bohnen und die restlichen Zutaten in Ihrem Slow Cooker.

Mit Salz und Pfeffer würzen. Auf niedriger Stufe 6 Stunden lang kochen. Das Bohnencurry warm servieren.

LAUCH-KARTOFFEL-EINTOPF.

ZUTATEN: für **Portionen:** 6

1 1/2 Pfund Kartoffeln, geschält und gewürfelt.

2 Stangen Staudensellerie, in Scheiben geschnitten.

2 Möhren, gewürfelt

1 Lorbeerblatt

1 Thymianzweig

1/2 Tasse gewürfelte Tomaten

2 Lauchstangen, in Scheiben geschnitten.

2 Esslöffel Tomatenmark

2 Esslöffel Olivenöl

Mit Salz und Pfeffer abschmecken.

RICHTLINIE: und **fertig in etwa:** Std. 30 Minuten.

Erhitzen Sie das Öl in Ihrem langsamen Kocher und geben Sie den Lauch hinzu. 5 Minuten kochen, bis er weich ist, dann die Mischung in den Kochtopf geben.

Die restlichen Zutaten hinzufügen und mit Salz und Pfeffer würzen.

Auf niedriger Stufe 4 Stunden lang kochen. Der Eintopf wird am besten warm serviert.

SCHNELLER ZUCCHINI-EINTOPF.

ZUTATEN: für **Portionen:** 4

2 große Zucchinis, gewürfelt.

2 reife Tomaten, gewürfelt

1 Lorbeerblatt

1/2 Tasse Gemüsebrühe

1 Schalotte, gewürfelt.

1 Knoblauchzehe, gehackt.

1 Esslöffel Olivenöl

Mit Salz und Pfeffer abschmecken.

RICHTLINIE: und **fertig in ca:** 1 Std. 45 Minuten.

Kombinieren Sie alle Zutaten in Ihrem Slow Cooker.

Mit Salz und Pfeffer abschmecken und auf höchster Stufe 1½ Stunden kochen. Servieren Sie die Suppe warm und frisch.

KIDNEYBOHNEN-CHILI MIT KNUSPRIGEM MAIS-CHIP-TOPPING.

ZUTATEN: für **Portionen:** 6

2 Dosen Kidneybohnen, abgetropft.

2 Knoblauchzehen, gehackt.

1 Karotte, in Scheiben geschnitten.

1 rote Paprika, entkernt und gewürfelt.

1 Tasse Gemüsebrühe

1 Lorbeerblatt

2 Tassen Mais-Chips

1 Tasse gewürfelte Tomaten

1 rote Zwiebel, gewürfelt.

1/2 rote Chilischote, gehackt.

1/2 Teelöffel Kreuzkümmelpulver

2 Esslöffel Olivenöl

1 Teelöffel geräucherter Paprika

Mit Salz und Pfeffer abschmecken.

RICHTLINIE: und **fertig in etwa:** 2 Std. 45 Minuten.

Kidneybohnen, Zwiebel, rote Chilischote, Knoblauch, Karotte, Paprika, Tomaten, Kreuzkümmel, Brühe und Lorbeerblatt in den langsamen Kocher geben.

Salzen und pfeffern und auf höchster Stufe 2½ Stunden kochen.

Für den Belag die Maischips auf einem Backblech verteilen und mit Olivenöl beträufeln.

Mit Paprika bestreuen und im vorgeheizten Backofen bei 400 Grad 7-8 Minuten goldgelb backen.

Servieren Sie das Chili warm mit knusprigen Maischips bestreut.

COUSCOUS MIT GEMÜSE.

ZUTATEN: für **Portionen:** 6

1/2 Kopf Brokkoli, in Röschen geschnitten

1 Zitrone, entsaftet

1/2 Tasse gehackte Petersilie

1 Tasse Couscous

2 Tassen Gemüsebrühe

2 rote Paprikaschoten, entkernt und gewürfelt.

2 Möhren, gewürfelt

2 Esslöffel gehackter Koriander

Mit Salz und Pfeffer abschmecken.

RICHTLINIE: und **fertig in etwa:** 2 Std. 30 Minuten.

Couscous, Brühe, Paprika, Karotten und Brokkoli in den langsamen Kocher geben.

Mit Salz und Pfeffer abschmecken und auf höchster Stufe 2 Stunden kochen.

Anschließend die restlichen Zutaten unterrühren und frisch servieren.

TOFU-KICHERERBSEN-CURRY.

ZUTATEN: für **Portionen:** 6

12 oz. fester Tofu, gewürfelt.

1 Dose (15 Unzen) Kichererbsen, abgetropft.

1 Tasse gewürfelte Tomaten

1 Tasse Kokosnussmilch

1 Tasse Gemüsebrühe

1 Kaffernlimettenblatt

1 große Süßkartoffel, geschält und gewürfelt.

1 große Zwiebel, gewürfelt.

2 Knoblauchzehen, gehackt.

2 Tassen Blumenkohlröschen

2 Esslöffel Olivenöl

1 Teelöffel geriebener Ingwer

1 Teelöffel Currypulver

Mit Salz und Pfeffer abschmecken.

RICHTLINIE: und **fertig in ca:** 6 Std. 30 Minuten.

Das Öl in einer Pfanne erhitzen und den Tofu hineingeben. Von allen Seiten anbraten, bis er golden und knusprig ist.

Mit Currypulver bestreuen und noch 1 Minute weiterbraten. In den Slow Cooker geben.

Die restlichen Zutaten hinzufügen und gut würzen. Auf niedriger Stufe 6 Stunden lang kochen. Servieren Sie das Curry warm.

GERSTE-SCHWARZBOHNEN-EINTOPF.

ZUTATEN: für **Portionen:** 6

1 Dose (15 Unzen) schwarze Bohnen, abgetropft.

1 Tasse Mais in Dosen, abgetropft.

1/2 Tasse Perlgraupen

1 Schalotte, gewürfelt.

1 Knoblauchzehe, gehackt.

1½ Tassen Gemüsebrühe

1/2 Tasse gewürfelte Tomaten

1 grüne Zwiebel, gehackt.

2 Esslöffel gehackter Koriander

1/4 Teelöffel Chilipulver

1/4 Teelöffel Kreuzkümmelpulver

Mit Salz und Pfeffer abschmecken.

RICHTLINIE: und **fertig in ca:** 3 Std. 15 Minuten.

Die Schalotten, den Knoblauch, die schwarzen Bohnen, den Mais, die Graupen und die Brühe in den langsamen Kocher geben.

Brühe, Tomaten, Chilipulver und Kreuzkümmel hinzufügen und mit Salz und Pfeffer würzen.

Auf höchster Stufe 3 Stunden lang kochen. Wenn die Suppe fertig ist, den Koriander und die Frühlingszwiebeln unterrühren. Die Suppe warm servieren.

QUINOA-SCHWARZBOHNEN-CHILI.

ZUTATEN: für **Portionen:** 6

1 Dose (15 Unzen) schwarze Bohnen, abgetropft.

2 Poblano-Paprikaschoten, gewürfelt.

1/2 Tasse Quinoa, abgespült.

2 Tassen Gemüsebrühe

1 Tasse gewürfelte Tomaten

1 Schalotte, gewürfelt.

2 Knoblauchzehen, gehackt.

1 Esslöffel Tomatenmark

2 Esslöffel Olivenöl

1/4 Teelöffel Kreuzkümmelpulver

Mit Salz und Pfeffer abschmecken.

Gehackter Koriander zum Servieren

RICHTLINIE: und **fertig in ca:** 6 Std. 30 Minuten.

Das Öl in einer Pfanne erhitzen und die Schalotte und den Knoblauch darin anbraten. 2 Minuten anbraten, bis sie weich sind, dann in den Slow Cooker geben.

Die restlichen Zutaten hinzufügen und mit Salz und Pfeffer würzen.

Mit einem Deckel abdecken und auf niedriger Stufe 6 Stunden lang kochen. Das Chili warm und frisch servieren, mit gehacktem Koriander bestreut.

SCHNELLER LINSENEINTOPF.

ZUTATEN: für Portionen: 6

1 Tasse rote Linsen, abgespült.

1/2 Tasse grüne Linsen, abgespült.

1 große Zwiebel, gewürfelt.

2 Knoblauchzehen, gehackt.

1 Karotte, gewürfelt

1 Stange Staudensellerie, gewürfelt

1 Jalapeno, gewürfelt.

1 Tasse gewürfelte Tomaten

2 Tassen Gemüsebrühe

1/4 Teelöffel Kreuzkümmelpulver

1/4 Teelöffel Garam Masala

Mit Salz und Pfeffer abschmecken.

1 Lorbeerblatt

RICHTLINIE: und fertig in etwa: 2 Std. 15 Minuten.

Linsen, Tomaten, Zwiebeln, Knoblauch, Karotten, Sellerie, Jalapeno, Kreuzkümmel, Garam Masala und Brühe in den langsamen Kocher geben.

Lorbeerblatt, Salz und Pfeffer hinzufügen und 2 Stunden auf höchster Stufe kochen. Servieren Sie den Eintopf warm und frisch.

MADRAS-LINSEN.

ZUTATEN: für Portionen: 6

1 Tasse getrocknete rote Linsen, abgespült.

1 große Kartoffel, geschält und in Würfel geschnitten.

1 Schalotte, gewürfelt.

3 Knoblauchzehen, gehackt.

1/2 Tasse Kokosnussmilch

1/2 Tasse braune Linsen, abgespült.

1 Tasse Tomatensauce

2 Tassen Gemüsebrühe

1/2 Teelöffel Kreuzkümmelpulver

1/2 Teelöffel getrockneter Oregano

Mit Salz und Pfeffer abschmecken.

RICHTLINIE: und **fertig in ca:** 4 Std. 15 Minuten.

Mischen Sie Linsen, Tomatensauce, Brühe, Kartoffeln, Schalotten, Knoblauch, Kreuzkümmel, Oregano und Kokosmilch in Ihrem langsamen Kocher.

Mit Salz und Pfeffer abschmecken und auf niedriger Stufe 4 Stunden kochen.

Servieren Sie die Linsen warm oder bewahren Sie sie in einem luftdichten Behälter im Gefrierfach auf, bis sie benötigt werden.

VEGETARISCHE FAJITAS.

ZUTATEN: für **Portionen:** 8

4 Heirloom-Tomaten, geschält und gewürfelt.

1 Dose (15 Unzen) Kidneybohnen, abgetropft.

4 oz. grüne Chilis, gehackt.

1/2 Tasse Gemüsebrühe

2 rote Paprikaschoten, entkernt und gewürfelt.

1 kleine Zwiebel, gewürfelt.

1 Teelöffel Kreuzkümmelpulver

1/4 Teelöffel Chilipulver

1/2 Teelöffel getrockneter Oregano

Mit Salz und Pfeffer abschmecken.

Tortillas aus Mehl zum Servieren

RICHTLINIE: und **fertig in ca:** 6 Std. 15 Minuten.

Tomaten, grüne Chilis, Paprika, Zwiebel, Kreuzkümmel, Chilipulver, Oregano, Brühe und Bohnen in den langsamen Kocher geben.

Mit Salz und Pfeffer abschmecken und 6 Stunden auf niedriger Stufe kochen. Servieren Sie das Gericht warm, eingewickelt in Mehltortillas.

CASOULET AUS WEIßEN BOHNEN.

ZUTATEN: für **Portionen:** 6

1 große Zwiebel, gewürfelt.

2 Dosen weiße Bohnen, abgetropft.

1 Tasse Gemüsebrühe

1½ Tassen gewürfelte Tomaten

1 Lorbeerblatt

1 Thymianzweig

2 Möhren, gewürfelt

1 Pastinake, gewürfelt

2 Knoblauchzehen, gehackt.

2 Esslöffel Olivenöl

Mit Salz und Pfeffer abschmecken.

RICHTLINIE: und **fertig in ca:** 6 Std. 30 Minuten.

Das Öl in einer Pfanne erhitzen und die Zwiebel, die Karotte und den Knoblauch hinzufügen. 2 Minuten anbraten, bis sie weich und glasig sind, dann in den Slow Cooker geben.

Die restlichen Zutaten hinzufügen und 6 Stunden auf niedriger Stufe kochen. Das Cassoulet warm servieren.

EINTOPF AUS DER KÜCHENSPÜLE.

ZUTATEN: für **Portionen:** 8

1 Tasse Mais in Dosen, abgetropft.

2 Tassen geschnittene Champignons

2 Tassen gehackte Okra

1 Tasse gefrorene grüne Erbsen

1 Tasse gewürfelte Tomaten

1 Dose (15 Unzen) schwarze Bohnen, abgetropft.

1 Zucchini, gewürfelt.

1 Zwiebel, gewürfelt.

2 Knoblauchzehen, gehackt.

2 Esslöffel Tomatenmark

1/2 Teelöffel geräucherter Paprika

1/2 Teelöffel getrockneter Oregano

Mit Salz und Pfeffer abschmecken.

RICHTLINIE: und **fertig in ca:** 7 Std. 30 Minuten.

Kombinieren Sie alle Zutaten in Ihrem Kochtopf. Mit Salz und Pfeffer abschmecken und auf niedriger Stufe 7 Stunden lang kochen.

Der Eintopf wird am besten warm serviert, aber man kann ihn auch aufwärmen oder in einzelnen Portionen einfrieren.

ROTE LINSEN DAL.

ZUTATEN: für Portionen: 10

2 Tassen rote Linsen, abgespült.

1 süße Zwiebel, gewürfelt.

2 Knoblauchzehen, gehackt.

4 Tassen Wasser

1 Dose gewürfelte Tomaten

1 Lorbeerblatt

1 Teelöffel geriebener Ingwer

1 Teelöffel Kurkumapulver

1/4 Teelöffel gemahlener Kardamom

1/2 Teelöffel Kreuzkümmelpulver

1/2 Teelöffel Bockshornkleesamen

1/2 Teelöffel Senfkörner

1 Teelöffel Fenchelsamen

Mit Salz und Pfeffer abschmecken.

1 Zitrone, Saft zum Servieren

Gekochter Reis zum Servieren

RICHTLINIE: und fertig in ca: 6 Std. 15 Minuten.

Die Samen in eine Pfanne geben und 1 Minute lang kochen, bis sie ihr Aroma entfalten. Beiseite stellen.

Kombinieren Sie die restlichen Zutaten in Ihrem Slow Cooker. Die Samen ebenfalls hinzufügen und 6 Stunden lang auf niedriger Stufe kochen.

Zum Servieren das Dal über den gekochten Reis löffeln und mit Zitronensaft beträufeln.

PASTINAKEN-BUTTERNUSS-KÜRBIS-EINTOPF.

ZUTATEN: für Portionen: 6

4 Tassen Butternusskürbiswürfel

1 grüner Apfel, geschält und gewürfelt.

1 Tasse gewürfelte Tomaten

1 süße Zwiebel, gewürfelt.

3 Pastinaken, gewürfelt

2 Esslöffel Olivenöl

1/2 Teelöffel Kreuzkümmelpulver

1/2 Teelöffel gemahlener Koriander

1/2 Teelöffel Fenchelsamen

1 Prise Chilipulver

1 Thymianzweig

Mit Salz und Pfeffer abschmecken.

Normaler Joghurt zum Servieren

RICHTLINIE: und **fertig in ca:** 4 Std. 30 Minuten.

Das Öl in einer Pfanne erhitzen und die Zwiebel und Pastinaken hinzufügen. 5 Minuten kochen, bis sie weich sind, dann in den Slow Cooker geben.

Die restlichen Zutaten hinzufügen und 4 Stunden lang auf niedriger Stufe kochen, dabei nach Bedarf mit Salz und Pfeffer abschmecken.

Servieren Sie den Eintopf warm und garnieren Sie ihn nach Belieben mit Naturjoghurt.

ZITRONIGE ARTISCHOCKEN.

ZUTATEN: für **Portionen:** 4

4 große Artischocken

2 Knoblauchzehen, gehackt.

3/4 Tasse Gemüsebrühe

1 Zweig Rosmarin

1 Zitrone, entsaftet

Mit Salz und Pfeffer abschmecken.

RICHTLINIE: und **fertig in ca:** 6 Std. 30 Minuten.

Die Artischocken schälen und gut säubern. Sie in den langsamen Kocher geben und die restlichen Zutaten hinzufügen.

Auf niedriger Stufe 6 Stunden kochen und die Artischocken warm servieren.

BLUMENKOHL-LINSEN-EINTOPF.

ZUTATEN; für **Portionen:** 6

1 kleiner Blumenkohlkopf, in Röschen geschnitten

1/2 Tasse rote Linsen, abgespült.

2 Tassen Gemüsebrühe

1 Tasse gewürfelte Tomaten

1 Lorbeerblatt

1 Schalotte, gewürfelt.

2 Knoblauchzehen, gehackt.

1 Staudensellerie, in Scheiben geschnitten.

1 Karotte, in Scheiben geschnitten.

1 Prise Cayennepfeffer

1/4 Teelöffel Kreuzkümmelpulver

Mit Salz und Pfeffer abschmecken.

RICHTLINIE: und **fertig in ca:** 6 Std. 15 Minuten.

Kombinieren Sie alle Zutaten in Ihrem Slow Cooker.

Mit Salz und Pfeffer abschmecken und auf niedriger Stufe 6 Stunden kochen. Nach dem Kochen den Eintopf warm und frisch servieren.

PILZ STROGANOFF.

ZUTATEN: für **Portionen:** 6

1 1/2 Pfund Champignons, in Scheiben geschnitten.

1 Tasse halb und halb

1/2 Tasse Gemüsebrühe

1 Zwiebel, gewürfelt.

4 Knoblauchzehen, gehackt.

2 Esslöffel Allzweckmehl.

2 Esslöffel Olivenöl

1/2 Teelöffel geräucherter Paprika

Mit Salz und Pfeffer abschmecken.

RICHTLINIE: und **fertig in ca:** 6 Std. 15 Minuten.

Das Öl in einer Pfanne erhitzen. Zwiebel und Knoblauch hinzugeben und 2 Minuten kochen, dann in den Slow Cooker geben.

Die Champignons mit Mehl bestäuben und gut panieren. In den langsamen Kocher geben.

Die restlichen Zutaten hinzufügen und mit Salz und Pfeffer würzen.

Auf niedriger Stufe 6 Stunden lang kochen. Das Stroganoff warm servieren.

WILDREIS-GEMÜSE-EINTOPF.

ZUTATEN: für **Portionen:** 6

2 Stangen Staudensellerie, gewürfelt

1 Schalotte, gewürfelt.

1 oz. getrocknete Steinpilze, zerkleinert

1 Tasse geschnittene Champignons

1 Tasse Wildreis

3 Tassen Gemüsebrühe

2 Möhren, gewürfelt

Mit Salz und Pfeffer abschmecken.

RICHTLINIE: und **fertig in ca:** 6 Std. 30 Minuten.

Kombinieren Sie alle Zutaten in Ihrem Slow Cooker.

Mit Salz und Pfeffer abschmecken und auf niedriger Stufe 6 Stunden kochen. Servieren Sie den Eintopf warm und frisch.

BUTTERNUSSKÜRBIS-CURRY.

ZUTATEN: für **Portionen:** 6

1 Dose (15 Unzen) Kichererbsen, abgetropft.

1 Tasse gewürfelte Tomaten

1 Tasse Kokosnussmilch

2 Tassen frischer Spinat

1 Tasse Gemüsebrühe

2 Schalotten, gewürfelt.

4 Knoblauchzehen, gehackt.

4 Tassen Butternusskürbis

2 Esslöffel rote Currypaste

2 Esslöffel gehackte Petersilie

Mit Salz und Pfeffer abschmecken.

RICHTLINIE: und fertig in ca: 6 Std. 30 Minuten.

Schalotten, Knoblauch, Butternusskürbis, Kichererbsen, Tomaten, Kokosmilch und Brühe in den langsamen Kocher geben.

Die restlichen Zutaten hinzufügen und mit Salz und Pfeffer würzen.

Auf niedriger Stufe 6 Stunden lang kochen. Servieren Sie den Kürbis warm und frisch.

SUPPEN

SPARGEL-KRABBEN-SUPPE.

ZUTATEN: für **Portionen:** 6

1 Dose Krabbenfleisch, abgetropft.

1 Bund Spargel, gestutzt und in Stücke geschnitten

1 Schalotte, gewürfelt.

1 Staudensellerie, in Scheiben geschnitten.

1 Tasse grüne Erbsen

1 Tasse Hühnerbrühe

2 Tassen Wasser

1 Esslöffel Olivenöl

Mit Salz und Pfeffer abschmecken.

RICHTLINIE: und **fertig in etwa:** 2 Std. 15 Minuten.

Das Öl in einer Pfanne erhitzen und die Schalotte und den Sellerie hinzufügen. 2 Minuten anbraten, bis sie weich sind, dann in den Slow Cooker geben.

Den Spargel, die grünen Erbsen, die Brühe und das Wasser hinzufügen und mit Salz und Pfeffer würzen.

Auf höchster Stufe 2 Stunden lang kochen. Danach die Suppe mit einem Stabmixer pürieren, bis sie cremig ist.

Die Suppe in Servierschalen füllen und mit Krabbenfleisch belegen. Die Suppe sofort servieren.

PROVENZALISCHE RINDFLEISCHSUPPE.

ZUTATEN: für **Portionen:** 8

1 Pfund Rinderbraten, gewürfelt.

2 Möhren, in Scheiben geschnitten.

1 Staudensellerie, in Scheiben geschnitten.

1 Dose gewürfelte Tomaten

1 Tasse Rinderbrühe

1 Tasse Rotwein

1 Lorbeerblatt

1 süße Zwiebel, gewürfelt.

1 Knoblauchzehe, gehackt.

4 Tassen Wasser

2 Esslöffel Olivenöl

1/2 Teelöffel getrockneter Thymian

Mit Salz und Pfeffer abschmecken.

RICHTLINIE: und **fertig in ca**: 7 Std. 15 Minuten.

Das Öl in einer Pfanne erhitzen und den Rinderbraten darin anbraten. Einige Minuten lang von allen Seiten anbraten, dann das Rindfleisch in einen Slow Cooker geben.

Die restlichen Zutaten hinzufügen und mit Salz und Pfeffer abschmecken.

Auf niedriger Stufe 7 Stunden lang kochen. Die Suppe warm oder gekühlt servieren.

SHRIMP-SUPPE.

ZUTATEN: für **Portionen**: 6

1/2 Pfund frische Shrimps, geschält und entdarmt

1/2 Pfund Kabeljaufilets, gewürfelt.

1 große süße Zwiebel, gewürfelt.

1 Fenchelknolle, in Scheiben geschnitten.

4 Knoblauchzehen, gehackt.

1 Tasse trockener Weißwein

1/2 Tasse Tomatensauce

2 Tassen Wasser

4 mittelgroße Tomaten, gehäutet und gewürfelt.

1 Lorbeerblatt

2 Esslöffel Olivenöl

1 Teelöffel getrockneter Oregano

1 Teelöffel getrocknetes Basilikum

1 Prise Chilipulver

Mit Salz und Pfeffer abschmecken.

1 Limette, entsaften

RICHTLINIE: und **fertig in ca**: 6 Std. 15 Minuten.

Das Öl in einer Pfanne erhitzen und die Zwiebel, den Fenchel und den Knoblauch darin anbraten. 5 Minuten anbraten, bis sie weich sind.

Die Mischung in den langsamen Kocher geben und Wein, Tomatensauce, Wasser, Oregano, Basilikum, Chilipulver, Tomaten und Lorbeerblatt einrühren.

Auf höchster Stufe 1 Stunde kochen lassen, dann den Kabeljau und die Garnelen sowie Limettensaft, Salz und Pfeffer hinzugeben und weitere 5 Stunden auf niedriger Stufe kochen lassen, dann die Suppe warm oder gekühlt servieren.

KOKOSNUSS-KÜRBIS-SUPPE.

ZUTATEN: für Portionen: 6

1 Schalotte, gewürfelt.

3 Tassen Butternusskürbiswürfel

2 Tassen Hühnerbrühe

2 Tassen Wasser

1 Tasse Kokosnussmilch

2 Knoblauchzehen, gehackt.

1 Esslöffel Olivenöl

1 Esslöffel Currypaste

1/2 Teelöffel geriebener Ingwer

1 Teelöffel brauner Zucker

1 Teelöffel Worcestershire-Sauce

1 Esslöffel Tomatenmark

Mit Salz und Pfeffer abschmecken.

RICHTLINIE: und fertig in etwa: 2 Std. 15 Minuten.

Das Öl in einer Pfanne erhitzen und die Schalotte, den Knoblauch, den Ingwer und die Currypaste hineinrühren. 1 Minute lang anbraten, dann die Mischung in den Slow Cooker geben.

Die restlichen Zutaten hinzufügen und mit Salz und Pfeffer würzen.

Mit dem Deckel abdecken und 2 Stunden lang auf höchster Stufe kochen.

Anschließend die Suppe mit einem Stabmixer pürieren, bis sie glatt ist. Die Suppe in Servierschüsseln füllen und warm servieren.

ITALIENISCHE GERSTENSUPPE.

ZUTATEN: für Portionen: 6

1 Pfund Rinderbraten, gewürfelt.

2 reife Tomaten, gehäutet und gewürfelt.

2 Tassen Rinderbrühe

3 Tassen Wasser

1/2 Tasse ungekochte Gerste

1 große süße Zwiebel, gewürfelt.

1 Karotte, in Scheiben geschnitten.

1 Pastinake, in Scheiben geschnitten.

2 Esslöffel Olivenöl

1/2 Teelöffel getrockneter Oregano

1 Teelöffel getrocknetes Basilikum

1/2 Teelöffel getrockneter Thymian

Mit Salz und Pfeffer abschmecken.

RICHTLINIE: und **fertig in ca:** 6 Std. 15 Minuten.

Das Öl in einer Pfanne erhitzen und das Rindfleisch darin anbraten. 5-6 Minuten auf allen Seiten braten.

Das Rindfleisch in den langsamen Kocher geben und die restlichen Zutaten einrühren.

Mit Salz und Pfeffer abschmecken und die Suppe auf niedriger Stufe 6 Stunden lang kochen. Die Suppe wird am besten warm serviert.

RINDFLEISCH-GEMÜSE-SUPPE.

ZUTATEN: für **Portionen:** 8

1 Pfund Rinderbraten, gewürfelt.

1 Knoblauchzehe, gehackt.

1/2 Kopf Blumenkohl, in Röschen geschnitten

2 große Kartoffeln, geschält und gewürfelt.

2 Tassen Rinderbrühe

4 Tassen Wasser

1 Tasse gewürfelte Tomaten

1 Staudensellerie, in Scheiben geschnitten.

1 süße Zwiebel, gewürfelt.

1 Karotte, in Scheiben geschnitten.

2 Esslöffel Rapsöl

1/2 Teelöffel getrocknetes Basilikum

Mit Salz und Pfeffer abschmecken.

Das Öl in einer Pfanne erhitzen und das Rindfleisch hinzufügen. Einige Minuten von allen Seiten anbraten, dann das Rindfleisch in den Slow Cooker geben.

Die restlichen Zutaten hinzufügen und mit Salz und Pfeffer würzen.

Zugedeckt 7 Stunden lang auf niedriger Stufe kochen. Die Suppe ist sowohl warm als auch gekühlt köstlich.

CREMIGE NUDELSUPPE.

ZUTATEN: für **Portionen:** 8

2 Hühnerbrüste, gewürfelt.

1 Dose kondensierte Hühnersuppe

1 Tasse grüne Erbsen

6 oz. Eiernudeln

2 Tassen Wasser

2 Schalotten, gewürfelt.

1 Staudensellerie, in Scheiben geschnitten.

2 Tassen Hühnerbrühe

2 Esslöffel Allzweckmehl.

Mit Salz und Pfeffer abschmecken.

RICHTLINIE: und **fertig in ca:** 8 Std. 15 Minuten.

Bestreuen Sie das Hähnchen mit Salz, Pfeffer und Mehl und legen Sie es in den langsamen Kocher.

Die restlichen Zutaten hinzufügen und mit Salz und Pfeffer würzen.

Zudecken und auf niedriger Stufe 8 Stunden kochen. Diese Suppe wird am besten warm serviert.

MAIS-SUPPE.

ZUTATEN: für **Portionen:** 8

2 Schalotten, gewürfelt.

1 Dose (15 Unzen) Zuckermais, abgetropft.

2 Tassen Hühnerbrühe

2 Tassen Wasser

4 mittelgroße Kartoffeln, geschält und gewürfelt.1

1 Staudensellerie, in Scheiben geschnitten.

Mit Salz und Pfeffer abschmecken.

RICHTLINIE: und **fertig in ca:** 6 Std. 15 Minuten.

Schalotten, Kartoffeln, Sellerie, Mais, Brühe und Wasser in einem langsamen Kocher vermischen.

Mit Salz und Pfeffer abschmecken und auf niedriger Stufe 6 Stunden kochen.

Wenn die Suppe fertig ist, einige Esslöffel Mais aus dem Topf nehmen und die restliche Suppe im Topf pürieren.

Die Suppe in Servierschalen füllen und mit dem reservierten Mais garnieren. Warm servieren.

MEXIKANISCHE RINDFLEISCHSUPPE.

ZUTATEN: für **Portionen:** 6

1 Pfund Rinderhackfleisch

1 Dose (15 Unzen) gewürfelte Tomaten

1 Dose (15 Unzen) schwarze Bohnen, abgetropft.

3 Tassen Wasser

2 Esslöffel Rapsöl

2 rote Paprikaschoten, entkernt und gewürfelt.

1 süße Zwiebel, gewürfelt.

2 Tassen Rinderbrühe

1/2 Tasse rote Salsa

1 Chipotle-Pfeffer, gehackt.

Mit Salz und Pfeffer abschmecken.

RICHTLINIE: und **fertig in ca:** 8 Std. 15 Minuten.

Das Öl in einer Pfanne erhitzen und das Rindfleisch darin anbraten. 5 Minuten braten, dabei häufig umrühren, dann das Rindfleisch in den Slow Cooker geben.

Die restlichen Zutaten hinzufügen und mit Salz und Pfeffer abschmecken.

Auf niedriger Stufe 8 Stunden lang kochen. Die Suppe warm oder gekühlt servieren.

ZUCCHINI-SUPPE.

ZUTATEN: für **Portionen:** 6

1 Pfund italienische Würstchen, in Scheiben geschnitten.

2 große Kartoffeln, geschält und gewürfelt.

2 gelbe Paprikaschoten, entkernt und gewürfelt.

2 Möhren, in Scheiben geschnitten.

1 Schalotte, gewürfelt.

3 Tassen Wasser

2 Tassen Gemüsebrühe

2 Stangen Staudensellerie, in Scheiben geschnitten.

2 Zucchinis, gewürfelt.

2 Esslöffel gehackte Petersilie

1/2 Teelöffel getrockneter Oregano

1/2 Teelöffel getrocknetes Basilikum

1/4 Teelöffel Knoblauchpulver

Mit Salz und Pfeffer abschmecken.

RICHTLINIE: und **fertig in etwa:** 2 Std. 15 Minuten.

Würstchen, Stangensellerie, Zucchini, Kartoffeln, Paprika, Karotten, Schalotten, Wasser, Brühe und Gewürze in den langsamen Kocher geben.

Mit Salz und Pfeffer abschmecken und auf höchster Stufe 2 Stunden kochen. Nach dem Kochen die Petersilie unterrühren und die Suppe warm servieren.

SCHINKEN-WEIßBOHNEN-SUPPE.

ZUTATEN: für **Portionen:** 6

1 Dose (15 Unzen) weiße Bohnen, abgetropft.

4 oz. Schinken, gewürfelt

2 Tassen Hühnerbrühe

3 Tassen Wasser

1 süße Zwiebel, gewürfelt.

1 Karotte, gewürfelt

1 Tasse gewürfelte Tomaten

2 Knoblauchzehen, gehackt.

1 gelbe Paprika, entkernt und gewürfelt.

1 Esslöffel Olivenöl

1 rote Paprika, entkernt und gewürfelt.

Mit Salz und Pfeffer abschmecken.

RICHTLINIE: und **fertig in etwa:** 2 Std. 15 Minuten.

Das Öl in einer Pfanne erhitzen und den Schinken hinzufügen. 2 Minuten braten, dann die Zwiebel und den Knoblauch unterrühren. Weitere 2 Minuten anbraten.

Die Mischung in den langsamen Kocher geben und die restlichen Zutaten einrühren.

Mit Salz und Pfeffer abschmecken und 2 Stunden auf höchster Stufe kochen. Servieren Sie die Suppe warm oder gekühlt.

FRANZÖSISCHE ZWIEBELSUPPE.

ZUTATEN: für **Portionen:** 6

4 süße Zwiebeln, in Scheiben geschnitten.

4 Tassen Rinderbrühe

2 Tassen Wasser

1 Thymianzweig

1 Zweig Rosmarin

2 Esslöffel Butter

1 Esslöffel Rotweinessig

1 Esslöffel Rapsöl

1 Teelöffel brauner Zucker

Geröstetes Brot zum Servieren

Mit Salz und Pfeffer abschmecken.

Geriebener Gruyere-Käse zum Servieren

RICHTLINIE: und **fertig in ca:** 1 Std. 45 Minuten.

Die Butter und das Öl in einer Pfanne erhitzen und die Zwiebel darin anschwitzen.

10-15 Minuten kochen, bis sie zu karamellisieren beginnen, und nach der Hälfte der Kochzeit den braunen Zucker hinzufügen.

Dieser Schritt ist obligatorisch, da das Karamellisieren der Zwiebeln deren Geschmack verbessert.

Die Zwiebeln in den langsamen Kocher geben und die Brühe, das Wasser, den Rotweinessig, den Thymian und den Rosmarin hinzufügen.

Mit Salz und Pfeffer würzen und auf höchster Stufe 1½ Stunden kochen.

Zum Servieren die heiße Suppe in Schalen füllen und sofort mit einer Scheibe geröstetem Brot und reichlich geriebenem Käse belegen. Sofort servieren.

HÜHNCHEN-WILDREIS-SUPPE.

ZUTATEN: für Portionen: 6

1 Pfund Hühnerbrust, gewürfelt.

3/4 Tasse Wildreis, abgespült.

1 süße Zwiebel, gewürfelt.

6 Tassen Hühnerbrühe

1/2 Tasse halb und halb

2 Stangen Staudensellerie, in Scheiben geschnitten.

2 Möhren, in Scheiben geschnitten.

1 Esslöffel Butter

1/2 Teelöffel getrockneter Oregano

Mit Salz und Pfeffer abschmecken.

RICHTLINIE: und fertig in ca: 6 Std. 30 Minuten.

Kombinieren Sie alle Zutaten in Ihrem Slow Cooker.

Mit Salz und Pfeffer abschmecken und auf niedriger Stufe 6 Stunden lang kochen. Nach dem Kochen die Suppe warm und frisch servieren.

GEMISCHTE BOHNENSUPPE FÜR VEGETARIER.

ZUTATEN: für Portionen: 8

1 Dose (15 Unzen) weiße Bohnen, abgetropft.

1 Limette, entsaften

1 Avocado, geschält und in Scheiben geschnitten.

1 Dose (15 Unzen) Cannellini-Bohnen, abgetropft.

1 süße Zwiebel, gewürfelt.

1 Knoblauchzehe, gehackt.

1 Karotte, gewürfelt

1 Staudensellerie, in Scheiben geschnitten.

1 rote Paprika, entkernt und gewürfelt.

1/2 Teelöffel Chilipulver

1/2 Teelöffel Kreuzkümmelpulver

2 Tassen Gemüsebrühe

1 Tasse gewürfelte Tomaten

2 Tassen Wasser

2 Esslöffel gehackter Koriander

1 Esslöffel Olivenöl

Mit Salz und Pfeffer abschmecken.

RICHTLINIE: und **fertig in ca:** 4 Std. 15 Minuten.

Das Öl in einer Pfanne erhitzen und die Zwiebel, die Karotte, den Knoblauch und den Staudensellerie hinzufügen. 5 Minuten kochen, bis sie weich sind.

In den langsamen Kocher geben und die restlichen Zutaten, außer Koriander, Limette und Avocado, unterrühren.

Mit Salz und Pfeffer abschmecken und 4 Stunden auf niedriger Stufe kochen.

Anschließend die Suppe in Servierschalen füllen und mit Koriander und Avocado garnieren. Mit Limettensaft beträufeln und sofort servieren.

RAHM-SPECK-SUPPE.

ZUTATEN: für **Portionen:** 6

1 1/2 Pfund Kartoffeln, geschält und gewürfelt.

6 Scheiben Speck, gewürfelt.

1 süße Zwiebel, gewürfelt.

1/2 Sellerieknolle, gewürfelt.

2 Tassen Hühnerbrühe

3 Tassen Wasser

1 Pastinake, gewürfelt

1 Esslöffel Olivenöl

Mit Salz und Pfeffer abschmecken.

RICHTLINIE: und **fertig in ca:** 1 Std. 45 Minuten.

Das Öl in einer Pfanne erhitzen und den Speck hinzufügen. Knusprig braten und den Speck auf einen Teller geben.

Gießen Sie das Speckfett in Ihren Slow Cooker und fügen Sie die restlichen Zutaten hinzu.

Mit Salz und Pfeffer abschmecken und auf höchster Stufe 1½ Stunden kochen.

Danach die Suppe mit einem Stabmixer pürieren, bis sie glatt ist. Die Suppe in eine Schüssel geben und mit Speck belegen. Sofort servieren.

CURRY-LINSENSUPPE.

ZUTATEN: für **Portionen:** 8

4 Scheiben Speck, gewürfelt.

1 süße Zwiebel, gewürfelt.

2 Knoblauchzehen, gehackt.

1 Pastinake, gewürfelt

1 Tasse gewürfelte Tomaten

2 Tassen Hühnerbrühe

1 Tasse getrocknete Linsen, abgespült.

1 Karotte, gewürfelt

1 Staudensellerie, in Scheiben geschnitten.

1 Limette, entsaften

4 Tassen Wasser

2 Esslöffel gehackte Petersilie

1 Teelöffel Currypulver

1/4 Teelöffel gemahlener Ingwer

Mit Salz und Pfeffer abschmecken.

RICHTLINIE: und **fertig in ca:** 4 Std. 15 Minuten.

Eine Pfanne auf mittlerer Flamme erhitzen und den Speck einrühren. Einige Minuten kochen, bis er knusprig ist.

Den Speck in einen langsamen Kocher geben und Zwiebel, Knoblauch, Linsen, Karotten, Sellerie, Pastinaken, Tomaten, Brühe, Wasser, Currypulver und Ingwer unterrühren.

Mit Salz und Pfeffer abschmecken und 4 Stunden auf niedriger Stufe kochen.

Zum Schluss den Limettensaft und die gehackte Petersilie unterrühren und die Suppe warm oder gekühlt servieren.

RAHM-BLUMENKOHLSUPPE.

ZUTATEN: für **Portionen:** 6

1 Kopf Blumenkohl, in Röschen geschnitten

2 mittelgroße Kartoffeln, geschält und in Würfel geschnitten.

1 Dose kondensierte Hühnercremesuppe

1 süße Zwiebel, gewürfelt.

1/2 Tasse Wasser

1/2 Tasse geriebener Parmesankäse

1 Esslöffel Rapsöl

2 Knoblauchzehen, gehackt.

Mit Salz und Pfeffer abschmecken.

RICHTLINIE: und **fertig in ca:** 3 Std. 15 Minuten.

Das Öl in einer Pfanne erhitzen und die Zwiebel hinzufügen. 2 Minuten kochen, dann die Zwiebel in den Slow Cooker geben.

Die restlichen Zutaten, außer dem Käse, hinzufügen und mit Salz und Pfeffer würzen.

Auf höchster Stufe 3 Stunden lang kochen. Nach dem Kochen die Suppe mit einem Stabmixer pürieren. Die Suppe warm servieren.

TOMATEN-RINDFLEISCH-SUPPE.

ZUTATEN: für **Portionen:** 8

2 Scheiben Speck, gewürfelt.

2 Tomaten, gehäutet und gewürfelt.

2 Tassen Tomatensauce

1 Tasse Rinderbrühe

3 Tassen Wasser

1 Thymianzweig

1 Zweig Rosmarin

2 Pfund Rinderbraten, gewürfelt.

2 süße Zwiebeln, gewürfelt.

2 Esslöffel Olivenöl

Mit Salz und Pfeffer abschmecken.

RICHTLINIE: und **fertig in ca:** 8 Std. 15 Minuten.

Das Öl in einer Pfanne erhitzen und den Speck hinzufügen. Knusprig braten und den Rinderbraten dazugeben. Von allen Seiten 5 Minuten braten.

Die Rüben und den Speck in einen langsamen Kocher geben.

Die restlichen Zutaten hinzufügen und mit Salz und Pfeffer abschmecken.

Auf niedriger Stufe 8 Stunden lang kochen. Die Suppe warm oder gekühlt servieren.

ORANGEN-SÜßKARTOFFEL-SUPPE.

ZUTATEN: für **Portionen:** 8

2 große Süßkartoffeln, geschält und gewürfelt.

1 Schalotte, gewürfelt.

2 Tassen Hühnerstange

1 Lorbeerblatt

1/2 Stange Zimt

2 Orangen, entsaftet

2 Möhren, in Scheiben geschnitten.

1/2 Staudenselleriestange

2 Esslöffel Olivenöl

2 Esslöffel Kürbiskerne

1 Teelöffel Orangenschale

1 Teelöffel Kürbiskernöl

Mit Salz und Pfeffer abschmecken.

RICHTLINIE: und **fertig in ca:** 3 Std. 30 Minuten.

Das Olivenöl in einer Pfanne erhitzen und die Schalotten und Karotten hinzufügen. 5 Minuten anbraten und dann in den Slow Cooker geben.

Selleriestange, Kartoffeln, Orangensaft, Orangenschale, Brühe, Lorbeerblatt, Zimt, Salz und Pfeffer hinzufügen.

Kochen Sie die Suppe 2 Stunden lang auf hoher Stufe und dann 1 weitere Stunde auf niedriger Stufe.

Anschließend das Lorbeerblatt und die Zimtstange entfernen und die Suppe mit einem Stabmixer pürieren.

Zum Servieren die Suppe in Schalen füllen und mit Kürbiskernen und Kürbiskernöl beträufeln. Sofort servieren.

ZWEI-FISCH-SUPPE.

ZUTATEN: für **Portionen:** 8

1 süße Zwiebel, gewürfelt.

1 Tasse gewürfelte Tomaten

1 Zitrone, entsaftet

3 Lachsfilets, gewürfelt.

3 Kabeljaufilets, gewürfelt.

1 rote Paprika, entkernt und gewürfelt.

1 Chipotle-Pfeffer, gehackt.

1 Karotte, gewürfelt

1 Stange Staudensellerie, gewürfelt

1 Esslöffel Rapsöl

2 Esslöffel gehackte Petersilie

Mit Salz und Pfeffer abschmecken.

RICHTLINIE: und **fertig in ca:** 6 Std. 15 Minuten.

Das Rapsöl in einer Pfanne erhitzen und die Zwiebel hinzufügen. 2 Minuten anbraten, bis sie weich sind.

Die Zwiebeln in einen langsamen Kocher geben und die restlichen Zutaten einrühren.

Mit Salz und Pfeffer abschmecken und 6 Stunden auf niedriger Stufe kochen. Die Suppe warm servieren.

GETRÄNKE

GLÜHWEIN.

ZUTATEN: für **Portionen:** 8

6 Tassen süßer Rotwein

1 Zimtstange

4 ganze Nelken

2 Sternanis

4 Kardamomschoten, zerdrückt

1 Tasse Apfelwein

1/4 Tasse hellbrauner Zucker

1 kleine Orange, in Scheiben geschnitten.

RICHTLINIE: und **fertig in etwa:** 2 Std. 15 Minuten.

Kombinieren Sie alle Zutaten in Ihrem Slow Cooker.

Den Topf abdecken und 2 Stunden auf höchster Stufe kochen. Der Glühwein wird am besten warm serviert.

HEIßE KARAMELL-SCHOKOLADE.

ZUTATEN: für **Portionen:** 6

1 Tasse dunkle Schokoladensplitter

1 Tasse evaporierte Milch

3/4 Tasse Karamellsauce

4 Tassen Vollmilch

1 Prise Salz

RICHTLINIE: und **fertig in ca:** 4 Std. 15 Minuten.

Kombinieren Sie alle Zutaten in Ihrem Slow Cooker.

Den Topf abdecken und 4 Stunden auf niedriger Stufe kochen. Das Getränk warm und heiß servieren.

GRANATAPFEL-APFELWEIN.

ZUTATEN: für **Portionen:** 6

1½ Tassen Granatapfelsaft

1 Zimtstange

1 Sternanis

1 kleine Orange, in Scheiben geschnitten.

4 Tassen Apfelwein

1/2 Tasse Ingwer-Ale

1/4 Tasse brauner Zucker

RICHTLINIE: und **fertig in etwa:** 2 Std. 15 Minuten.

Mischen Sie alle Zutaten in Ihrem Kochtopf.

Zudecken und 2 Stunden auf niedriger Stufe kochen. Den Apfelwein warm servieren.

SCHOKOLADE HEIßER KAFFEE.

ZUTATEN: für **Portionen:** 6

4 Tassen gebrühter Kaffee

1/2 Tasse Schokoladensirup

1/2 Becher Schlagsahne

1 Tasse dunkle Schokoladensplitter

RICHTLINIE: und **fertig in ca:** 3 Std. 15 Minuten.

Kombinieren Sie alle Zutaten in Ihrem Kochtopf.

Den Topf abdecken und 3 Stunden auf niedriger Stufe kochen. Servieren Sie den Kaffee heiß.

HEIßE LEBKUCHEN-SCHOKOLADE.

ZUTATEN: für **Portionen:** 8

6 Tassen Vollmilch

1 Tasse gezuckerte Kondensmilch

1 Tasse dunkle Schokoladensplitter

2 Zimtstangen

2 Esslöffel Ahornsirup

2 Esslöffel Kakaopulver

1/2 Teelöffel gemahlener Ingwer

1 Prise Salz

RICHTLINIE: und **fertig in etwa:** 2 Std. 15 Minuten.

Kombinieren Sie alle Zutaten in Ihrem Slow Cooker.

Den Topf abdecken und 2 Stunden auf höchster Stufe kochen.

Die heiße Schokolade warm servieren.

WÜRZIGER GLÜHWEIN ROTWEIN.

ZUTATEN: für **Portionen:** 6

2 Kardamomschoten, zerdrückt

1/2 Tasse weißer Zucker

6 Tassen Rotwein

1 Teelöffel Pfefferkörner

1/2 Lorbeerblatt

1 Zimtstange

1 Sternanis

RICHTLINIE: und **fertig in ca:** 4 Std. 15 Minuten.

Kombinieren Sie alle Zutaten in Ihrem Slow Cooker.

Den Topf abdecken und 4 Stunden auf niedriger Stufe kochen. Das Getränk warm servieren.

PREISELBEER-GLÜHWEIN-PUNSCH.

ZUTATEN: für **Portionen:** 8

4 Tassen Cranberry-Saft

1 Zimtstange

1 Sternanis

1/2 Tasse Ahornsirup

1 Tasse frische oder gefrorene Preiselbeeren

3 Tassen Apfelwein

1/2 Tasse Bourbon

2 ganze Nelken

RICHTLINIE: und **fertig in ca:** 3 Std. 15 Minuten.

Kombinieren Sie alle Zutaten in Ihrem Kochtopf.

Zudecken und 3 Stunden auf niedriger Stufe kochen. Der Punsch kann sowohl warm als auch gekühlt serviert werden.

KAHLUA-KAFFEE.

ZUTATEN: für Portionen: 6

2 Becher Schlagsahne

1/4 Tasse Kahlua

2 Tassen Vollmilch

2 Tassen Wasser

1/4 Tasse weißer Zucker

2 Teelöffel Instantpulver

1 Teelöffel Vanilleextrakt

RICHTLINIE: und fertig in ca: 1 Std. 15 Minuten.

Kombinieren Sie alle Zutaten in Ihrem Slow Cooker.

Zugedeckt 1 Stunde lang auf niedriger Stufe kochen. Den Kaffee warm servieren.

ZITRUS-BOURBON-COCKTAIL.

ZUTATEN: für Portionen: 6

1 kleine Orange, in Scheiben geschnitten.

1 Zitrone, in Scheiben geschnitten.

1 kleine Grapefruit, in Scheiben geschnitten.

4 Tassen Apfelwein

1 Tasse frischer Orangensaft

1/4 Tasse weißer Zucker

1 Zimtstange

1 Tasse Bourbon

RICHTLINIE: und fertig in ca: 3 Std. 15 Minuten.

Kombinieren Sie alle Zutaten in Ihrem Kochtopf.

Den Topf abdecken und 3 Stunden auf niedriger Stufe kochen. Das Getränk kann sowohl warm als auch gekühlt serviert werden.

ORANGE BRANDY HOT TODDY.

ZUTATEN: für Portionen: 6

4 Tassen gebrühter schwarzer Tee

1/2-Zoll-Stück Ingwer, in Scheiben geschnitten.

2 Orangenscheiben

1 Tasse frischer Orangensaft

1 Tasse Weinbrand

1 Zimtstange

1/4 Tasse Honig

RICHTLINIE: und **fertig in etwa:** 2 Std. 15 Minuten.

Kombinieren Sie alle Zutaten in Ihrem Slow Cooker.

Den Topf mit dem Deckel abdecken und 2 Stunden auf niedriger Stufe kochen. Servieren Sie den Toddy heiß.

HEIßER WÜRZIGER APFELWEIN.

ZUTATEN: für **Portionen:** 6

1 Sternanis

1 Orange, in Scheiben geschnitten.

5 Tassen Apfelwein

1 Tasse weißer Rum

2 Zimtstangen

1/4 Teelöffel Chilipulver

RICHTLINIE: und **fertig in ca:** 3 Std. 15 Minuten.

Kombinieren Sie alle Zutaten in Ihrem Kochtopf.

Den Topf abdecken und 3 Stunden auf niedriger Stufe kochen. Servieren Sie den Apfelwein warm.

SCHWARZER TEE PUNSCH.

ZUTATEN: für **Portionen:** 8

4 Tassen gebrühter schwarzer Tee

1 Zitrone, in Scheiben geschnitten.

1 Zimtstange

1/4 Tasse weißer Zucker

2 Tassen Cranberry-Saft

2 Tassen Apfelsaft

1 Orange, in Scheiben geschnitten.

RICHTLINIE: und **fertig in ca:** 4 Std. 15 Minuten.

Kombinieren Sie alle Zutaten in Ihrem Slow Cooker.

Den Topf mit einem Deckel abdecken und 4 Stunden auf niedriger Stufe kochen. Der Punsch wird am besten warm serviert.

HEISSER MARMELADEN-APFELWEIN.

ZUTATEN: für **Portionen:** 6

1 Orange, in Scheiben geschnitten.

1/4 Tasse Orangenmarmelade

5 Tassen Apfelwein

1 Tasse frischer Orangensaft

RICHTLINIE: und **fertig in ca:** 1 Std. 15 Minuten.

Mischen Sie alle Zutaten in Ihrem Kochtopf.

Den Topf mit dem Deckel abdecken und 1 Stunde lang auf höchster Stufe kochen. Servieren Sie den Apfelwein warm.

GRÜNER TEE MIT ZITRUSFRÜCHTEN.

ZUTATEN: für **Portionen:** 6

5 Tassen gebrühter grüner Tee

1/4 Tasse Honig

1/2-Zoll-Stück Ingwer, in Scheiben geschnitten.

1 Tasse frischer Orangensaft

1 Zitrone, in Scheiben geschnitten.

RICHTLINIE: und **fertig in ca:** 3 Std. 45 Minuten.

Kombinieren Sie alle Zutaten in Ihrem Slow Cooker.

Zudecken und 1½ Stunden auf niedriger Stufe kochen. Den Tee warm oder gekühlt servieren.

GEBRANNTER GLÜHWEIN.

ZUTATEN: für **Portionen:** 8

7 Tassen trockener Weißwein

1 Sternanis

2 ganze Nelken

2 Kardamomschoten, zerdrückt

1 Tasse Weinbrand

1/4 Tasse Ahornsirup

1 Zimtstange

RICHTLINIE: und **fertig in ca:** 1 Std. 45 Minuten.

Mischen Sie alle Zutaten in Ihrem Kochtopf.

Zudecken und 1½ Stunden auf niedriger Stufe kochen. Den Wein warm servieren.

HOT WHISKEY SOUR.

ZUTATEN: für **Portionen:** 6

1 Tasse Whiskey

1/2 Tasse weißer Zucker

4 Tassen Wasser

1/2 Tasse Zitronensaft

1 Esslöffel Honig

RICHTLINIE: und **fertig in etwa:** 2 Std. 15 Minuten.

Mischen Sie die Zutaten in Ihrem Kochtopf.

Zudecken und 2 Stunden auf niedriger Stufe kochen. Das Getränk warm servieren.

WEIßE GEWÜRZSCHOKOLADE.

ZUTATEN: für **Portionen:** 6

4 Tassen Vollmilch

1 Tasse gezuckerte Kondensmilch

1 Sternanis

1/2-Zoll-Stück Ingwer, in Scheiben geschnitten.

1 Tasse weiße Schokoladenstückchen

1 Zimtstange

1 Prise Muskatnuss

RICHTLINIE: und **fertig in ca:** 1 Std. 45 Minuten.

Kombinieren Sie alle Zutaten in Ihrem Kochtopf.

Den Topf abdecken und 1½ Stunden auf niedriger Stufe kochen. Das Getränk heiß servieren.

EIERLIKÖR-LATTE.

ZUTATEN: für **Portionen:** 6

1 Tasse Vollmilch

1/4 Tasse hellbrauner Zucker

2 Tassen gebrühter Kaffee

3 Tassen Eierlikör

1 Teelöffel Vanilleextrakt

1 Prise Muskatnuss

RICHTLINIE: und **fertig in etwa:** 2 Std. 15 Minuten.

Kombinieren Sie alle Zutaten in Ihrem Slow Cooker.

2 Stunden lang auf niedriger Stufe kochen. Der Milchkaffee kann sowohl warm als auch gekühlt serviert werden.

IRISH CREAM COFFEE.

ZUTATEN: für **Portionen:** 4

1/2 Becher Schlagsahne

3 Tassen gebrühter Kaffee

1/2 Tasse Irish Cream Likör

1/4 Becher Schlagsahne

1 Esslöffel Kakaopulver

RICHTLINIE: und **fertig in ca:** 3 Std. 15 Minuten.

Mischen Sie alle Zutaten in Ihrem Kochtopf.

3 Stunden lang auf niedriger Stufe kochen. Servieren Sie den Kaffee warm.

GESALZENER KARAMELL-MILCHDAMPFER.

ZUTATEN: für **Portionen:** 6

1 Tasse Karamellsauce

4 Tassen Vollmilch

1 Becher Schlagsahne

1/4 Teelöffel Salz

1/4 Teelöffel gemahlener Ingwer

1 Teelöffel Vanilleextrakt

RICHTLINIE: und **fertig in etwa:** 2 Std. 15 Minuten.

Kombinieren Sie alle Zutaten in Ihrem Kochtopf. Den Topf mit dem Deckel abdecken und 2 Stunden lang auf niedriger Stufe kochen.

Den Eintopf in Gläser oder Tassen füllen und sofort servieren.

DESSERT-REZEPTE

Schwarzwälder Kirschtorte.

ZUTATEN: für **Portionen:** 8

1 Pfund entsteinte Kirschen

1 Tasse Allzweckmehl

1/2 Tasse Butter, erweicht

3 Eier

3/4 Tasse weißer Zucker

1/2 Tasse Kakaopulver

2 Esslöffel Kirschwasser

1 Esslöffel Speisestärke

1 Teelöffel Vanilleextrakt

1/2 Teelöffel Salz

1 Teelöffel Backpulver

Schlagsahne zum Servieren

RICHTLINIE: und **fertig in ca:** 4 Std. 15 Minuten.

Kirschen, Kirschwasser und Speisestärke im langsamen Kocher mischen.

Für den Teig die Butter, den Zucker und die Vanille in einer Schüssel cremig rühren.

Die Eier einzeln dazugeben, dann die restlichen Zutaten unterheben, dabei darauf achten, dass der Teig nicht zu sehr vermischt wird.

Den Teig über die Kirschen geben und 4 Stunden auf niedriger Stufe kochen. Den Kuchen gekühlt und mit Schlagsahne bestrichen servieren.

Gefüllte Äpfel mit Preiselbeeren.

ZUTATEN: für **Portionen:** 4

4 große Granny-Smith-Äpfel

2 Esslöffel Honig

1/2 Tasse getrocknete Preiselbeeren

1/2 Tasse Apfelwein

1/4 Tasse gemahlene Mandeln

1/4 Tasse Pekannüsse, gehackt.

1/4 Teelöffel Zimtpulver

RICHTLINIE: und **fertig in ca:** 4 Std. 15 Minuten.

Entfernen Sie vorsichtig das Kerngehäuse jedes Apfels und legen Sie sie in den langsamen Kocher.

Cranberries, Honig, Mandeln, Pekannüsse und Zimt in einer Schüssel mischen.

Füllen Sie die Äpfel mit dieser Mischung und gießen Sie dann den Apfelwein hinein.

Den Topf abdecken und auf niedriger Stufe 4 Stunden lang kochen. Die Äpfel werden am besten warm serviert.

CRÈME BRULEE AUS DEM KOCHTOPF.

ZUTATEN: für Portionen: 4

2½ Tassen Milch

2 Eigelb

2 ganze Eier

1½ Tassen Sahne

2 Esslöffel Ahornsirup

1 Tasse Zucker zum Bestreuen

2 Esslöffel weißer Zucker

1 Teelöffel Vanilleextrakt

RICHTLINIE: und fertig in ca: 6 Std. 15 Minuten.

Milch, Sahne, Eigelb, Eier, Vanille, Ahornsirup und weißen Zucker in einer Schüssel verrühren.

Füllen Sie die Mischung in 4 Auflaufförmchen und stellen Sie die Förmchen in den Slow Cooker.

So viel Wasser in den langsamen Kocher geben, dass die Förmchen bedeckt sind 3.

Den Topf abdecken und auf niedriger Stufe 6 Stunden lang kochen. Nach der Garzeit den restlichen Zucker über die Crème brulee löffeln und mit einem Lötkolben karamellisieren.

STRAWBERRY FUDGY BROWNIES.

ZUTATEN: für Portionen: 8

1/2 Tasse Butter, gewürfelt.

1/2 Tasse Allzweckmehl

1 Tasse dunkle Schokoladensplitter

1/2 Tasse weißer Zucker

1/2 Tasse Apfelmus

1/4 Tasse Kakaopulver

2 Eier

1 Prise Salz

1½ Tassen frische Erdbeeren, halbiert

RICHTLINIE: und **fertig in etwa:** 2 Std. 15 Minuten.

Mischen Sie die Butter und die Schokolade in einer Schüssel und schmelzen Sie sie über einem heißen Wasserbad, bis sie glatt ist.

Vom Herd nehmen und die Eier, den Zucker und das Apfelmus hinzufügen und gut verrühren.

Kakaopulver, Mehl und Salz unterheben und die Mischung in den langsamen Kocher geben.

Mit Erdbeeren belegen und auf höchster Stufe 2 Stunden lang kochen. Vor dem Servieren in Würfel schneiden und abkühlen lassen.

WEIßER SCHOKOLADEN-APRIKOSEN-BROTPUDDING.

ZUTATEN: für **Portionen:** 8

8 Tassen eintägige Brotwürfel

1/2 Tasse weißer Zucker

1 Becher Schlagsahne

1 Tasse getrocknete Aprikosen, gewürfelt

1 Tasse weiße Schokoladenstückchen

2 Tassen Milch

4 Eier

1 Teelöffel Vanilleextrakt

1 Teelöffel Orangenschale

RICHTLINIE: und **fertig in ca:** 5 Std. 30 Minuten.

Mischen Sie das Brot, die Aprikosen und die Schokoladensplitter in Ihrem Slow Cooker.

Milch, Sahne, Eier, Vanille, Orangenschale und Zucker in einer Schüssel verrühren.

Diese Mischung über den Brotpudding gießen, den Topf mit einem Deckel abdecken und auf niedriger Stufe 5 Stunden lang kochen. Der Pudding wird am besten leicht warm serviert.

ZITRONEN-KÄSEKUCHEN OHNE KRUSTE.

ZUTATEN: für **Portionen:** 8

24 oz. Frischkäse

1 Zitrone, geschält und entsaften

1/2 Becher Schlagsahne

4 Eier

2/3 Tasse weißer Zucker

2 Esslöffel Speisestärke

1 Teelöffel Vanilleextrakt

RICHTLINIE: und **fertig in ca:** 6 Std. 15 Minuten.

Alle Zutaten in eine Schüssel geben und gut vermischen.

Gießen Sie die Mischung in Ihren gefetteten Slow Cooker und kochen Sie sie 6 Stunden lang auf niedriger Stufe. Servieren Sie den Käsekuchen gekühlt.

879. SCHOKOLADENCHIPS-ERDNUSSBUTTER-TORTE.

ZUTATEN: für **Portionen:** 10

1/2 Tasse Butter, erweicht

1/2 Tasse dunkle Schokoladensplitter

1 Tasse Allzweckmehl

1/2 Tasse glatte Erdnussbutter

1/2 Tasse hellbrauner Zucker

3 Eier

1 Teelöffel Vanilleextrakt

1 Teelöffel Backpulver

1/4 Teelöffel Salz

RICHTLINIE: und **fertig in ca:** 4 Std. 15 Minuten.

Die Butter, die Erdnussbutter und den braunen Zucker in einer Schüssel cremig rühren.

Die Eier nacheinander unterrühren, dann die Vanille hinzufügen.

Mehl, Backpulver und Salz unterheben und kurz verrühren, dann die Schokoladenstückchen unterheben.

Geben Sie den Teig in den langsamen Kocher und kochen Sie ihn auf niedriger Stufe 4 Stunden lang. Lassen Sie den Kuchen abkühlen, bevor Sie ihn aufschneiden und servieren.

BLAUBEERKNÖDELKUCHEN.

1 1/2 Pfund frische Heidelbeeren

1/4 Tasse hellbrauner Zucker

1/2 Tasse Butter, gekühlt und gewürfelt

1½ Tassen Allzweckmehl

2/3 Tasse Buttermilch, gekühlt

2 Esslöffel Speisestärke

2 Esslöffel weißer Zucker

1 Esslöffel Zitronenschale

1/2 Teelöffel Salz

1 Teelöffel Backpulver

RICHTLINIE: und **fertig in ca:** 5 Std. 30 Minuten.

Mischen Sie die Blaubeeren, die Maisstärke, den braunen Zucker und die Zitronenschale in Ihrem Slow Cooker.

Für den Knödelbelag Mehl, Salz, Backpulver, Zucker und Butter in einer Schüssel mischen und zu einem sandigen Teig verarbeiten.

Die Buttermilch einrühren und kurz durchmischen.

Löffelweise Teig über die Blaubeeren geben und 5 Stunden lang auf niedriger Stufe kochen. Lassen Sie das Dessert vor dem Servieren vollständig abkühlen.

NUSSIGES BIRNEN-STREUSEL-DESSERT.

ZUTATEN: für **Portionen:** 4

4 große Äpfel, geschält und gewürfelt.

1/2 Tasse goldene Rosinen

1/2 Tasse Pekannüsse, gehackt.

1 Tasse gemahlene Mandeln

2 Esslöffel Allzweckmehl.

2 Esslöffel geschmolzene Butter

2 Esslöffel brauner Zucker

1 Teelöffel Zimtpulver

1 Prise Salz

RICHTLINIE: und **fertig in ca:** 4 Std. 30 Minuten.

Mischen Sie die Äpfel, die Rosinen und den Zimt in Ihrem Slow Cooker.

Für den Belag Pekannüsse, Mandeln, Mehl, geschmolzene Butter, Zucker und Salz vermengen und mit den Fingerspitzen gut verreiben.

Diese Mischung über die Birnen verteilen und 4 Stunden auf niedriger Stufe kochen. Dieses Dessert wird am besten gekühlt serviert.

UMGEDREHTE ANANASTORTE.

ZUTATEN: für Portionen: 10

1 Tasse Butter, erweicht

1/2 Tasse hellbrauner Zucker

1 Dose Ananasstücke, abgetropft.

1/2 Tasse weißer Zucker

2 Eier

1 Tasse Allzweckmehl

1/2 Tasse gemahlene Mandeln

2 Esslöffel Butter zum Einfetten des Topfes

1 Teelöffel Backpulver

1/4 Teelöffel Salz

1/2 Teelöffel Zimtpulver

RICHTLINIE: und fertig in ca: 5 Std. 15 Minuten.

Den Topf mit Butter einfetten und die Ananasstücke in den Topf geben.

Für den Kuchen die weiche Butter, den braunen Zucker und den weißen Zucker in einer Schüssel vermischen.

Die Eier einzeln hinzugeben und nach jeder Zugabe gut verrühren.

Das Mehl, die Mandeln, das Backpulver, das Salz und den Zimt unterheben.

Den Teig über die Ananas gießen und 5 Stunden auf niedriger Stufe backen.

PURE BERRY CRUMBLE.

ZUTATEN: für Portionen: 8

1 Pfund frische gemischte Beeren

1/2 Tasse Butter, gekühlt und gewürfelt

1 Tasse Allzweckmehl

1/4 Tasse Speisestärke

1/4 Tasse weißer Zucker

1 Esslöffel Speisestärke

1 Teelöffel Zitronenschale

1 Prise Salz

2 Esslöffel Zucker

1/2 Teelöffel Backpulver

RICHTLINIE: und **fertig in ca:** 5 Std. 15 Minuten.

Beeren, Speisestärke, 1/4 Tasse Zucker und Zitronenschale im Kochtopf mischen.

Für den Belag Mehl, Speisestärke, Salz und Backpulver in einer Schüssel vermengen.

Die Butter hinzufügen und gut verrühren, bis die Masse körnig ist.

Die Mischung über den Beeren verteilen und 5 Stunden auf niedriger Stufe kochen. Den Crumble gekühlt servieren.

ZITRONEN-MOHN-KUCHEN.

ZUTATEN: für **Portionen:** 8

3/4 Tasse Butter, erweicht

1 große Zitrone, geschält und entsaften

1 Tasse Allzweckmehl

1/2 Tasse feines Maismehl

1 Tasse Buttermilch

3/4 Tasse weißer Zucker

2 Eier

2 Esslöffel Mohnsamen

1 Teelöffel Backpulver

1/2 Teelöffel Backpulver

1/2 Teelöffel Salz

RICHTLINIE: und **fertig in ca:** 4 Std. 30 Minuten.

Mehl, Maismehl, Natron, Backpulver, Salz und Mohn in einer Schüssel mischen.

Butter, Zucker und Zitronenschale in einer Schüssel vermengen und 5 Minuten lang gut durchrühren.

Die Eier und die Zitronenschale hinzufügen und gut verrühren. Abwechselnd mit der Buttermilch die Mehlmischung unterheben.

Geben Sie den Teig in den Kochtopf und kochen Sie ihn auf niedriger Stufe 4 Stunden lang. Lassen Sie den Kuchen im Topf abkühlen, bevor Sie ihn aufschneiden und servieren.

KARAMELL-BIRNEN-PUDDING-TORTE.

ZUTATEN: für Portionen: 6

2/3 Tasse Allzweckmehl

1/4 Tasse Butter, geschmolzen.

1/4 Tasse Vollmilch

1/2 Tasse Zucker

4 reife Birnen, entkernt und in Scheiben geschnitten

3/4 Tasse Karamellsauce

1 Teelöffel Backpulver

1/4 Teelöffel Salz

1/2 Teelöffel Zimtpulver

RICHTLINIE: und fertig in ca: 4 Std. 30 Minuten.

Mehl, Backpulver, Zucker, Salz und Zimt in einer Schüssel mischen. Die Butter und die Milch hinzufügen und kurz verrühren.

Legen Sie die Birnen in den Kochtopf und geben Sie den Teig darüber.

Den Teig mit Karamellsauce beträufeln und 4 Stunden auf niedriger Stufe kochen. Lassen Sie den Kuchen vor dem Servieren abkühlen.

SCHOKOLADEN-BIRNEN-STREUSEL.

ZUTATEN: für Portionen: 6

6 reife Birnen, geschält, entkernt und in Scheiben geschnitten

3/4 Tasse Allzweckmehl

1/2 Tasse Butter, gekühlt und gewürfelt

1/2 Tasse Kakaopulver

1/4 Tasse hellbrauner Zucker

1 Esslöffel Speisestärke

1/4 Teelöffel Salz

1/2 Teelöffel Backpulver

RICHTLINIE: und fertig in ca: 4 Std. 30 Minuten.

Mischen Sie die Birnen, den Zucker und die Speisestärke in Ihrem Slow Cooker.

Für den Streuselbelag Mehl, Kakaopulver, Salz und Backpulver in einer Schüssel mischen.

Die Butter hinzufügen und gut verrühren, bis die Masse körnig aussieht.

Diese Mischung über die Birnen verteilen, den Topf abdecken und 4 Stunden auf niedriger Stufe kochen. Das Dessert wird am besten leicht warm oder gekühlt serviert.

ANANAS-KOKOSNUSS-TAPIOKA-PUDDING.

ZUTATEN: für **Portionen:** 8

1 Dose zerdrückte Ananas

1/2 Tasse Kokosnussflocken

1½ Tassen Tapioka-Perlen

2 Tassen Kokosnussmilch

1 Tasse gezuckerte Kondensmilch

1 Teelöffel Vanilleextrakt

RICHTLINIE: und **fertig in ca:** 6 Std. 15 Minuten.

Kombinieren Sie alle Zutaten in Ihrem Kochtopf.

Zudecken und 6 Stunden auf niedriger Stufe kochen. Der Pudding wird am besten gekühlt serviert.

BROWNIES MIT SCHOKOLADENSTÜCKCHEN.

ZUTATEN: für **Portionen:** 12

1 Tasse Allzweckmehl

1/2 Tasse Kakaopulver

1/2 Tasse Butter

1 1/4 Tassen dunkle Schokoladensplitter

3 Eier

1/2 Tasse weißer Zucker

3/4 Tasse dunkle Schokoladensplitter

2 Esslöffel dunkelbrauner Zucker

1/2 Teelöffel Salz

RICHTLINIE: und **fertig in ca:** 4 Std. 30 Minuten.

Die Butter und 1 1/4 Tassen Schokoladenstückchen in einer Schüssel mischen und über ein heißes Wasserbad stellen.

Schmelzen Sie sie, bis sie glatt sind, und nehmen Sie sie vom Herd.

Die Eier, die beiden Zuckersorten, das Mehl, das Kakaopulver und das Salz hinzugeben und kurz verrühren.

Die Schokoladenstückchen unterheben und den Teig in den eingefetteten Slow Cooker geben.

Zugedeckt 4 Stunden lang auf niedriger Stufe kochen. Vor dem Servieren vollständig abkühlen lassen.

REICHHALTIGER SCHOKOLADEN-ERDNUSSBUTTER-KUCHEN.

ZUTATEN: für Portionen: 8

1½ Tassen Allzweckmehl

1 Tasse glatte Erdnussbutter

1/4 Tasse Butter, erweicht

3/4 Tasse weißer Zucker

1/4 Tasse Kakaopulver

1 Teelöffel Backpulver

1/2 Teelöffel Backpulver

1/4 Teelöffel Salz

3 Eier

3/4 Tasse saure Sahne

RICHTLINIE: und fertig in etwa: 2 Std. 45 Minuten.

Die Erdnussbutter, die Butter und den Zucker in einer Schüssel cremig rühren.

Die Eier einzeln dazugeben, dann das Mehl, das Kakaopulver, das Backpulver, das Natron und das Salz unterheben.

Zum Schluss die saure Sahne hinzufügen und 30 Sekunden lang mit hoher Geschwindigkeit mixen.

Geben Sie den Teig in den langsamen Kocher und kochen Sie ihn auf höchster Stufe 2 Stunden und 25 Minuten lang. Der Kuchen wird am besten gekühlt serviert.

APFEL-ZIMT-BRIOCHE-PUDDING.

ZUTATEN: für Portionen: 8

16 oz. Brioche-Brot, gewürfelt.

1 Tasse evaporierte Milch

1 Tasse gezuckerte Kondensmilch

1 Tasse Vollmilch

2 Esslöffel weißer Zucker

4 Granny Smith Äpfel, geschält und gewürfelt.

1 Teelöffel Vanilleextrakt

1 Teelöffel Zimtpulver

1/2 Teelöffel gemahlener Ingwer

4 Eier

RICHTLINIE: und **fertig in ca:** 6 Std. 30 Minuten.

Mischen Sie das Brioche-Brot, die Äpfel, den Zimt, den Ingwer und den Zucker in Ihrem Kochtopf.

Die drei Milchsorten in einer Schüssel vermengen.

Die Eier und die Vanille hinzufügen und gut verrühren.

Diese Mischung über das Brot gießen, den Topf abdecken und 6 Stunden auf niedriger Stufe kochen. Der Pudding wird am besten leicht warm serviert.

ERDNUSSBUTTER-SCHOKOLADENCHIPS-RIEGEL.

ZUTATEN: für **Portionen:** 12

1 Tasse dunkle Schokoladensplitter

1 Tasse Pekannüsse, gehackt.

1 Tasse hellbrauner Zucker

1 Tasse Allzweckmehl

1/2 Tasse Butter, geschmolzen.

1/2 Tasse glatte Erdnussbutter

2 Eier

1/4 Teelöffel Salz

RICHTLINIE: und **fertig in etwa:** 2 Std. 15 Minuten.

Butter, Erdnussbutter, Eier und braunen Zucker in einer Schüssel cremig und glatt rühren.

Das Mehl und das Salz unterheben und den Teig in den Slow Cooker geben.

Mit Schokoladenstückchen und Pekannüssen bestreuen und auf höchster Stufe 2 Stunden kochen. Vor dem Aufschneiden und Servieren im Topf abkühlen lassen.

KÜRBIS-KÄSEKUCHEN.

ZUTATEN: für **Portionen:** 8

Kruste:

1/2 Tasse Butter, geschmolzen.

8 oz. Graham-Cracker, zerkleinert

Füllung:

24 oz. Frischkäse

1/2 Tasse weißer Zucker

1½ Tassen Kürbispüree

3 Eier

2 Esslöffel Speisestärke

1 Teelöffel Vanilleextrakt

1/2 Teelöffel Zimtpulver

1/2 Teelöffel gemahlener Ingwer

1 Prise Salz

RICHTLINIE: und **fertig in ca:** 6 Std. 30 Minuten.

Für die Kruste mischen Sie die Kekse mit der Butter, geben diese Mischung in den Kochtopf und drücken sie gut fest.

Für die Füllung alle Zutaten in eine Schüssel geben und gut vermischen.

Diese Mischung über die Kruste gießen und auf niedriger Stufe 6 Stunden lang kochen.

Lassen Sie den Käsekuchen im Topf abkühlen, bevor Sie ihn in Scheiben schneiden und servieren.